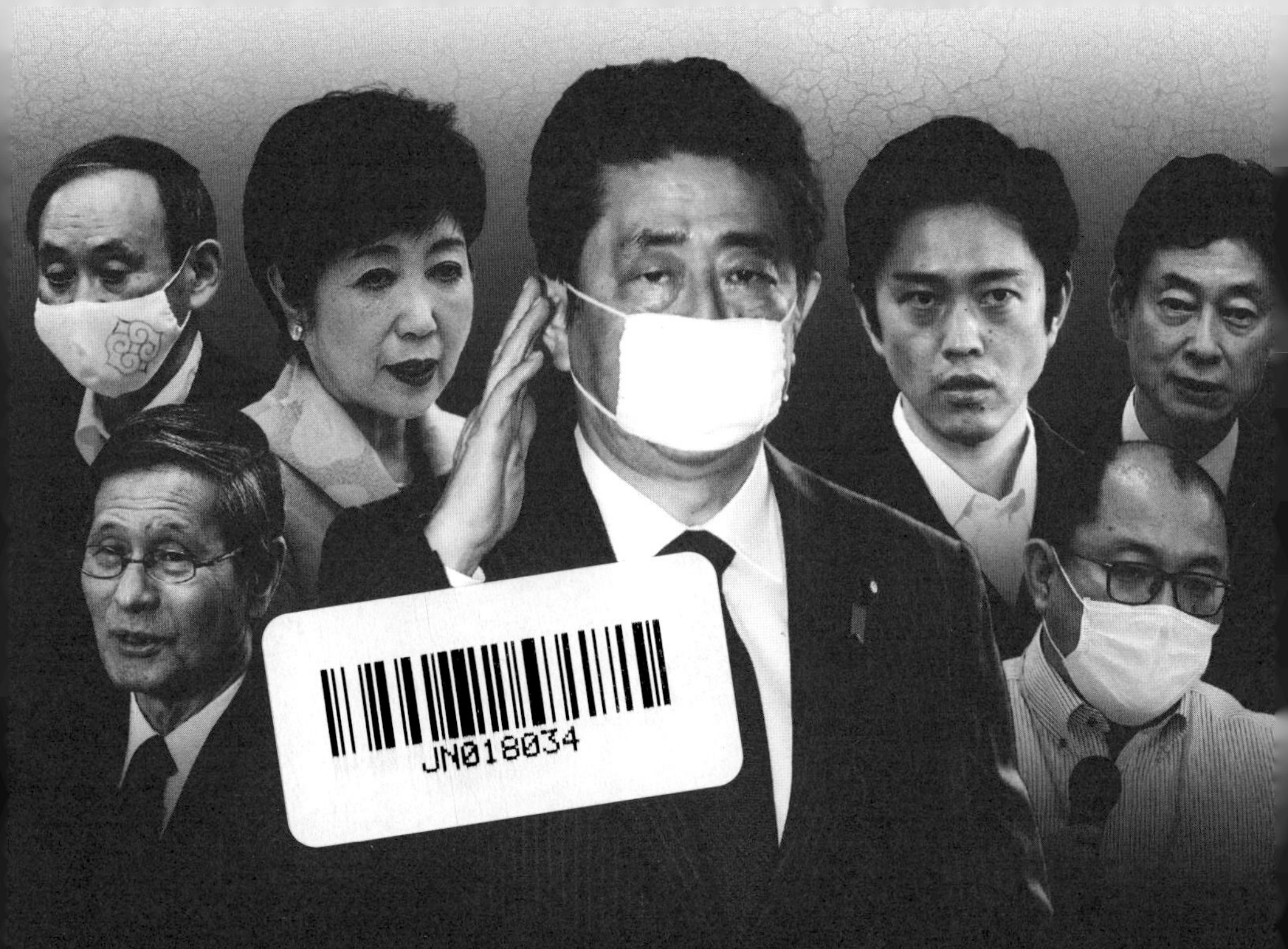

日本のパンデミックは人災！

コロナ
感染大爆発の全内幕

コロナ問題特別取材班

宝島社

はじめに

中国・武漢にて「原因不明の肺炎」発生が報告されてから約半年が経過した。今世紀最大の感染症、新型コロナウイルスの大禍は世界に広がり、「アフター・コロナ」のイメージはまだ不透明である。

一連のコロナ問題に対し、世界の政治リーダーたちは「真の人間力」を露呈した。残念ながら、日本の安倍首相はこの間大きく支持率を下げ、国民の信頼を失った。

後年、このコロナ・ショックが総括される際、安倍首相の評価は歴史のなかでどう位置づけられるのか。おそらくそれは、国民の命と安全を軽視した「人災」の側面が、ひとつの「教訓」として語られることになるだろう。

安倍首相の言葉には血が通っていない――それが、何度も首相の記者会見を聞くことになった多くの国民の声である。プロンプターがなければ、言葉を出すことができない一国の宰相。国民に「マスク2枚」を配布した愚策は、後世に語り継がれるエピソードとなるだろう。

本書は、感染拡大と経済崩壊をもたらした「戦犯」の追及と、コロナ問題が浮かび上がらせた政・官・メディアの欺瞞を検証したものである。「感染症はいつも人間の歴史を変える」――それは本当のことかもしれない。

コロナ問題特別取材班

日本のパンデミックは人災！
コロナ感染大爆発の全内幕◉目次◉CONTENTS

コロナ問題特別取材班

第1章 感染症ムラ
その「利権」の構造

第2章 メディアVS官邸

知られざるパワー・ゲーム

第3章 アベ・リセッション
コロナとともに去りぬ

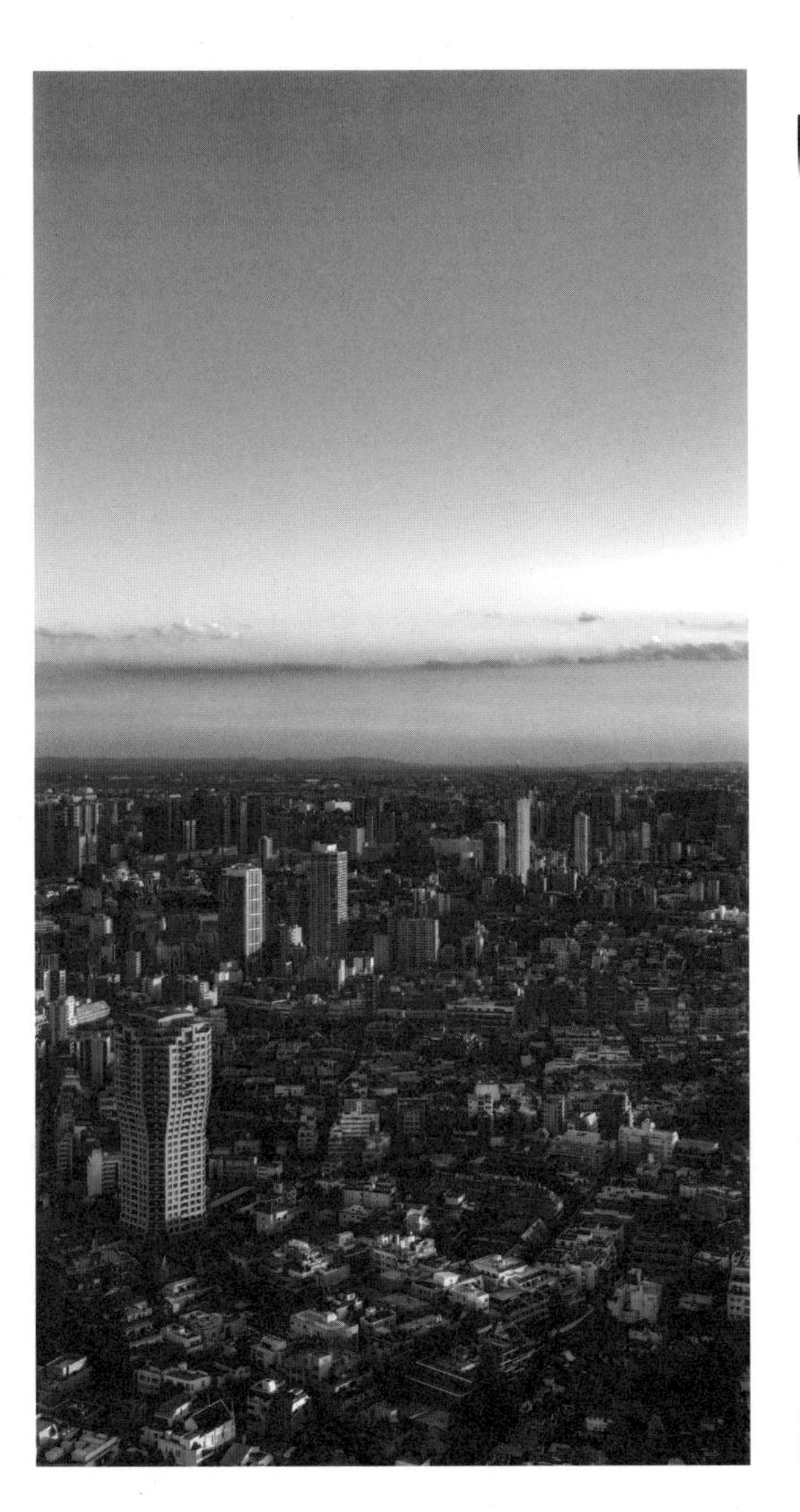

総視聴率69・2％！ 安倍首相「緊急事態宣言」歴史的会見「不評」の理由

コロナ問題 特別取材班

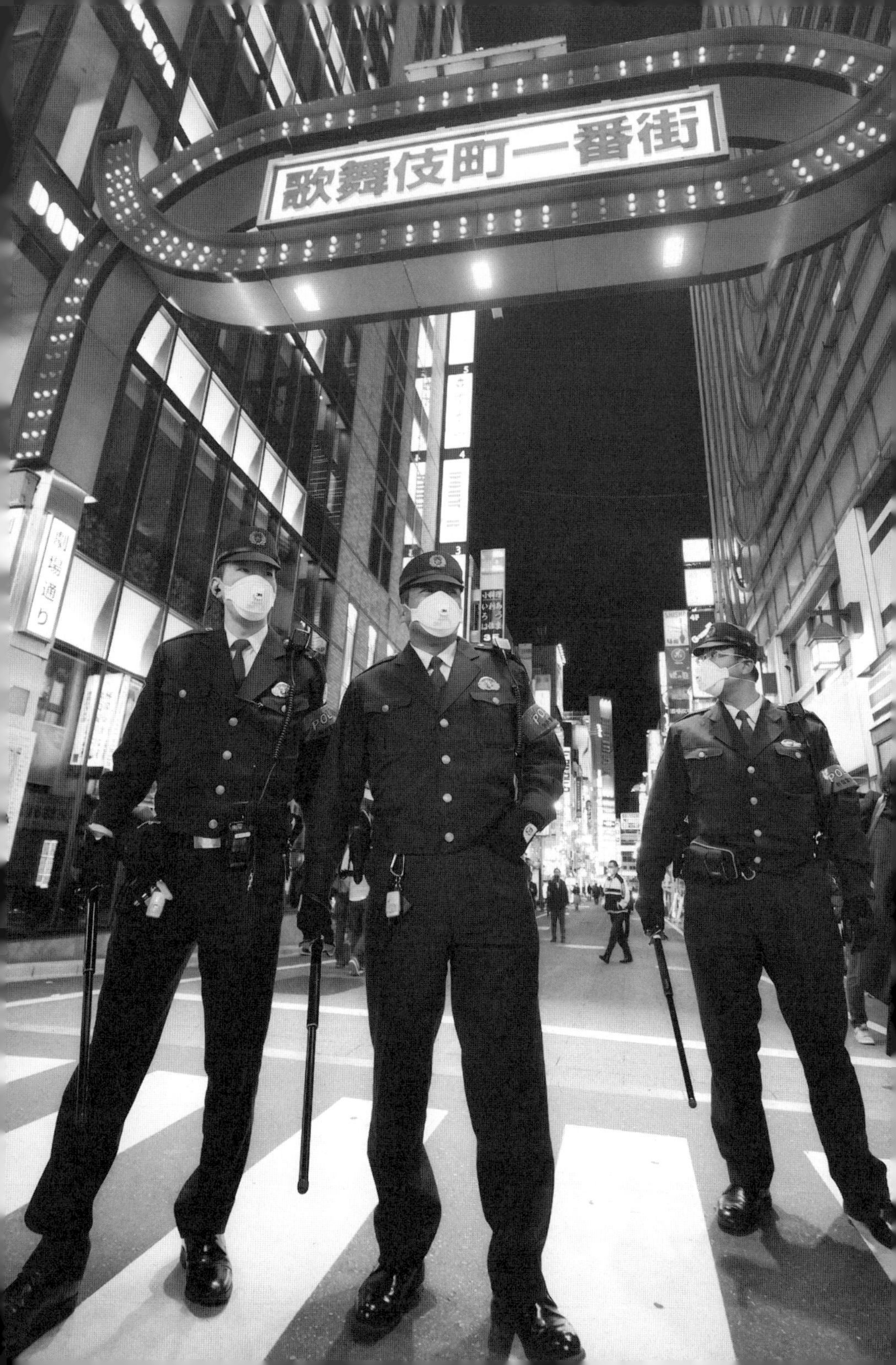
歌舞伎町一番街
劇場通り

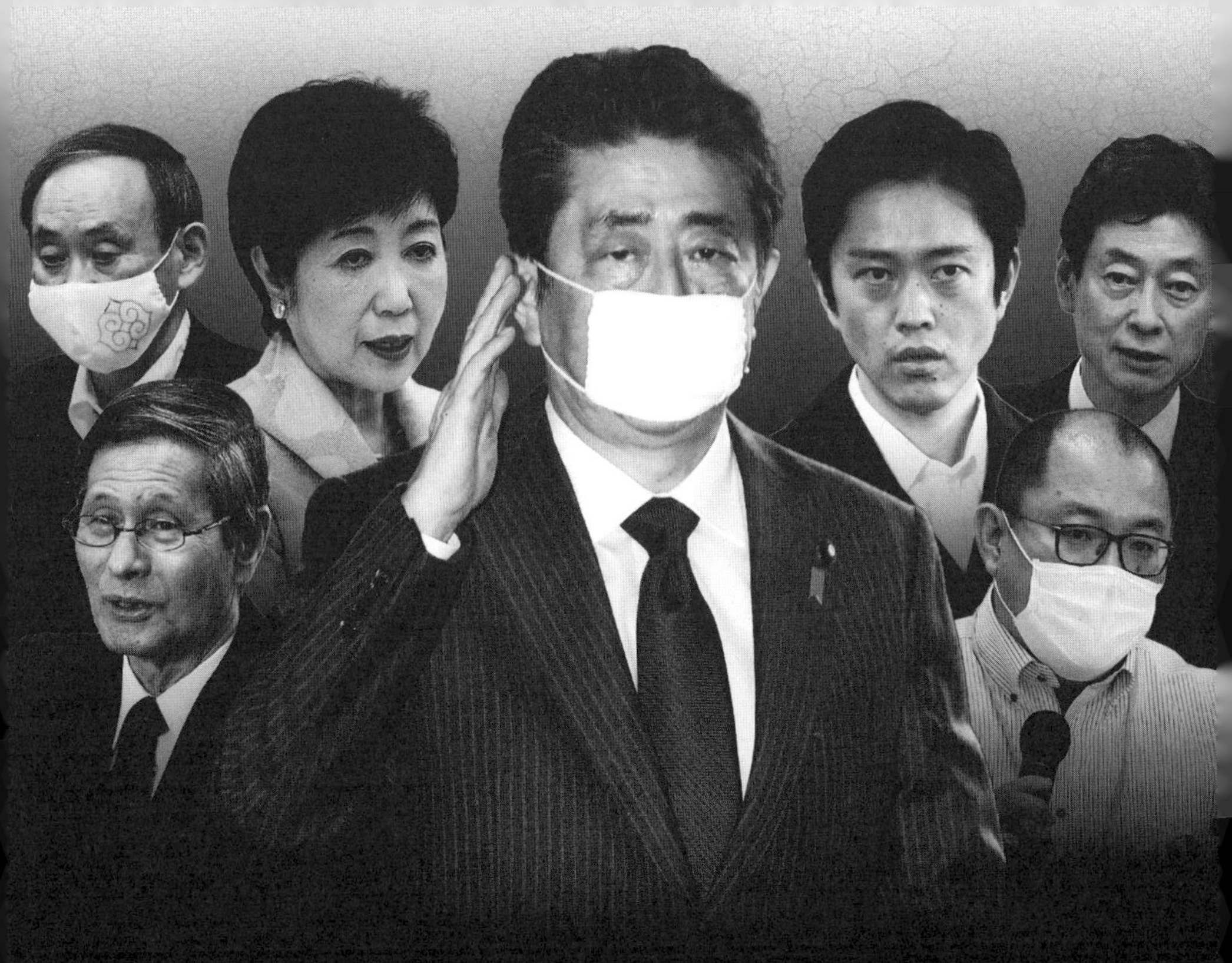

第1章

感染症ムラ

その「利権」の構造

▼「感染症ムラ」利権の構造①

コロナ問題の「A級戦犯」医系技官が牛耳る厚労省「結核感染症課」の闇

戦後日本の感染症対策を一手に担ってきた厚労省の「結核感染症課」。コロナ問題の初動ミスと検査不足の元凶は、利権と保身の集団から生じていた。

文＝コロナ問題特別取材班

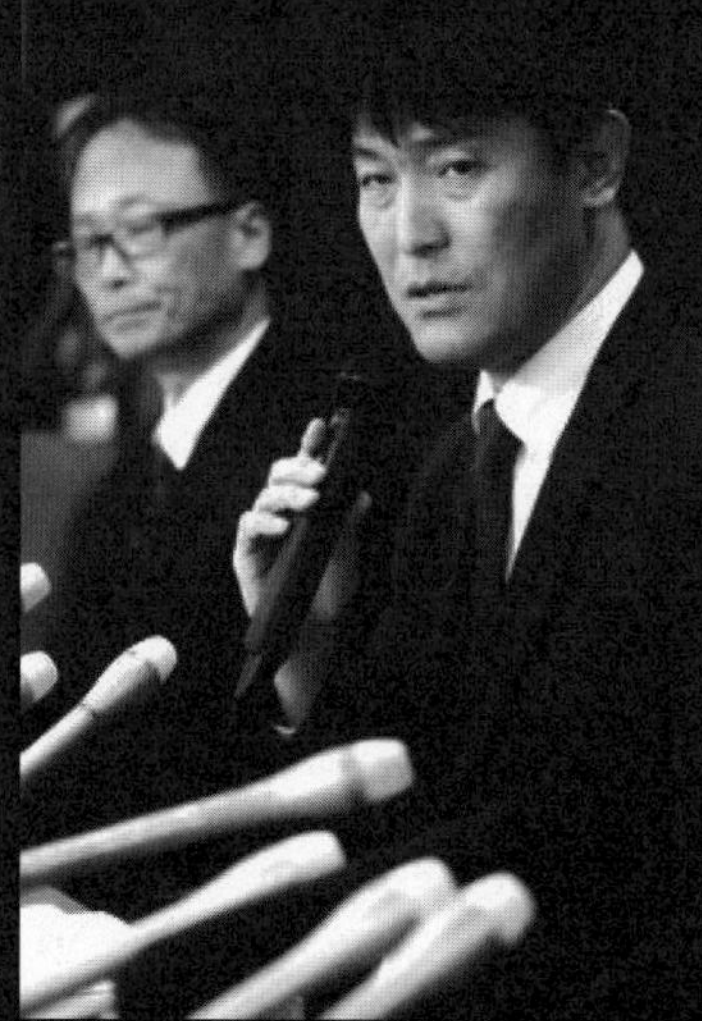

●記者会見する厚労省結核感染症課の日下英司課長

感染症対策の「総本山」

インターネットで公開されている厚生労働省の「幹部名簿」を見ると、さまざまな局の課長クラス以上の氏名が記載されている。

このうち「健康局」のなかに小さく書かれた「結核感染症課」があり、課長名として「日下英司」氏の名前が記載されている（6月20日現在）。

この、一見地味で目立たない30人ほどが所属する部署こそ、コロナ騒動の「影の主人公」であることはあまり知られていない。

東京都のコロナ受け入れ施設となった病院の幹部医師が語る。

「今回のコロナ対応の初動、そしてその後のさまざまな対策上の問題は、すべてこの部署がまともに機能しなかったことに尽きます。専門家会議とは違って顔の見えない部署ゆえに、あまり批判を受けることがありませんが、その権限は大きく、実質的な責任は重大だと思います」

部署の名前に「結核」というワードが入っていることでもわかるように、結核感染症課の歴史は古い。

戦後の1950年まで、日本における死因の1位は結核だった。1947年には約14万6000人、1950年には約12万2000人が結核により命を落としており、当時は公衆衛生上、結核対策が最重要の課題となっていた。

現代日本においてはすでに、結核の死亡リスクは極めて低くなっているが、かつての名残が部署名として残っているわけである。

今回のコロナウイルスのように、未知なる病原体が出現したとき、まず初期対応に当たるのがこの結核感染症課である。課長ポストは「医系技官」と呼ばれる医師がつとめるのが恒例で、前述した日下氏も九州大学医学部出身の医師である。

コロナ問題にあたっては、中国・武漢での原因不明の「肺炎」が報じられていた2020年1月14日、結核感染症課が記者会見しており、国立感染症研究所でいる。

の検査体制などについて、すでに記者らに説明をして

「感染拡大のリスクは低い」

だが、この時点ではまさか、新型コロナウイルスが世界に大きなショックをもたらす災いになるとは誰も予測できていなかっただろう。

結核感染症課は、国内外で新型ウイルスが確認された場合、水際対策を指示したり、国立感染症研究所と連動して感染者の経路を調査し、隔離して拡大を防ぐ措置を取る。

しかし、今回のような国家的対応が求められるパンデミックを仕切るには、結核感染症課の能力、人員ではまったく不十分だったことが不幸の始まりだった。

1月16日、中国武漢から帰国した日本在住の中国人男性が、コロナに感染していることが判明した。日本国内初となる感染者確認である。

同日、時事通信は次のような記事を配信している。

〈厚労省によると、男性は同市滞在中の3日から発熱があり、帰国した6日に医療機関を受診。9日に39度の高熱が出て、重症化の兆候があったため10日に入院したが、その後症状が軽くなったことから15日に退院した。

国立感染症研究所が検査したところ、15日夜に同型ウイルスの陽性反応が出た。男性は自宅で療養しており、家族や病院関係者への感染は確認されていない。

男性は、患者が多く報告されている武漢市の海鮮市場には立ち寄っていないと話しているが、現地で肺炎患者と接触した可能性があるという。

厚労省結核感染症課の日下英司課長は「患者と一緒に生活するなどの濃厚接触があった場合に感染する可能性は否定できないが、感染拡大のリスクは低い」と強調。マスクの着用や口と鼻を押さえる「せきエチケット」、手洗いなど通常の感染症対策のほか、武漢市への渡航歴がある人でせきや発熱などの症状があった場合は速やかに医療機関を受診し、渡航歴を申告する

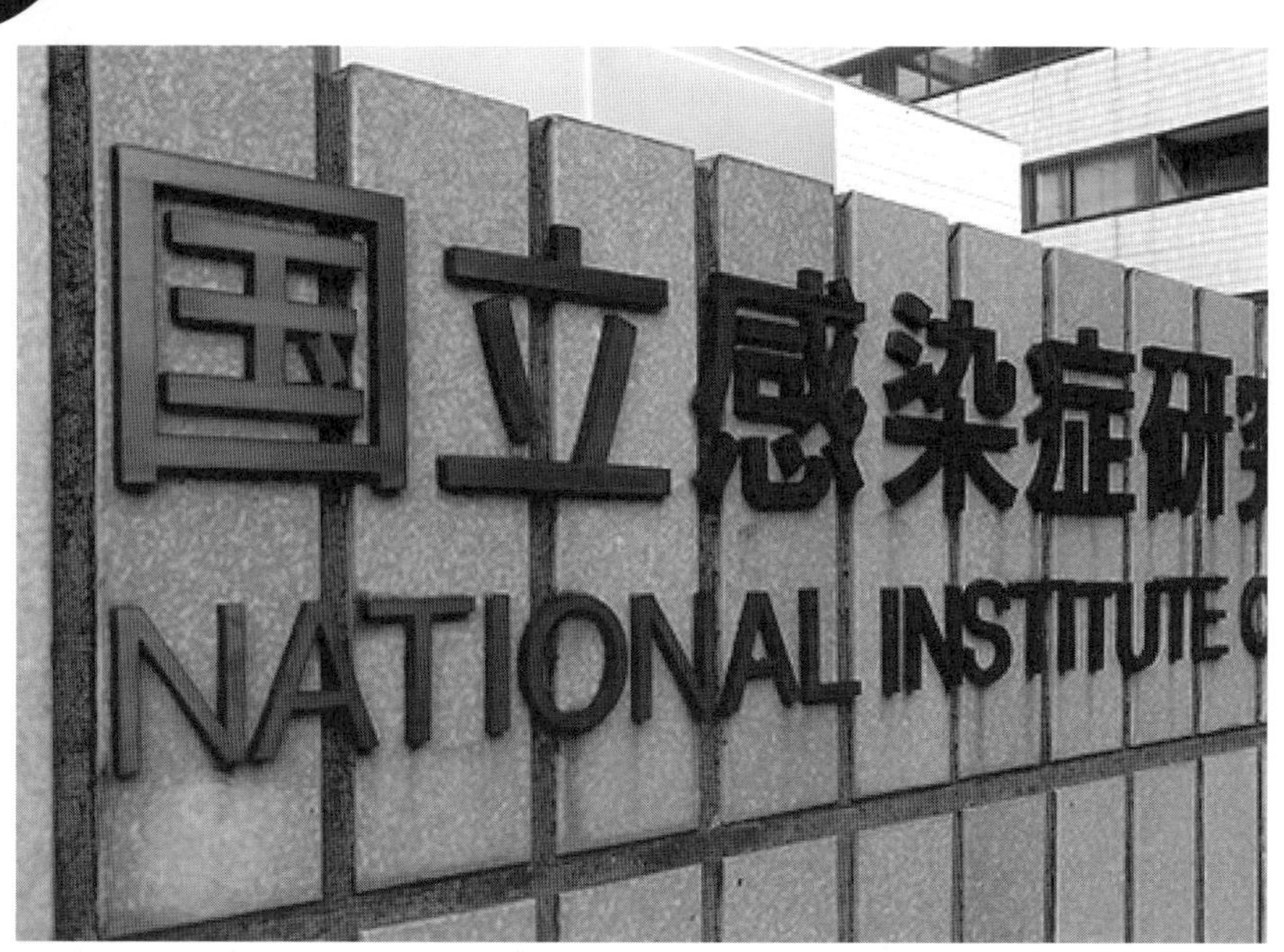

●厚労省と連動してコロナ対策にあたる「国立感染症研究所」

よう求めた。〉

結果的に言えば、このときの日下課長の見立てや、感染者の対応措置は間違っていたわけだが、これよりももっと大きな間違いがその後に起きることになる。

厚労省の致命的な初動ミス

国内における感染者確認を受け、国立感染症研究所は1月17日、「新型コロナウイルスに対する積極的疫学調査実施要領（暫定版）」を公表した。

しかしここで調査対象としたのは「患者（確定例）」と「濃厚接触者」で、無症状の人間は対象としなかった。この「お墨付き」が発令されたことで、その後も中国人観光客の日本流入は春節時まで続いた。

その後、1月28日に厚労省は新型コロナウイルスを感染症法の指定感染症に政令指定する。これにより、感染者は入院が義務付けられるようになった。無症状の場合は「患者」ではないため要請にとどまるが、実質的にはほぼすべてが入院することになる。

冒頭の医師が語る。

「正直なところ、このときもっとコロナの本質を正確に見極めていれば、その後の騒動は起きなかったというのが現場の医師の意見です。法律で入院させることに決めてしまったために、劇的な感染拡大で隔離施設が足りなくなることを恐れた厚労省や保健所が、とにかく検査数を抑える方向に走ったのは間違いない。後付けで〝クラスター対策を重視した〟と説明されていますが、昔ながらの感染症対策をそのまま踏襲した1月17日と28日の判断が、結果として不適切だったことを追及されたくなかったとしか思えません」

新型コロナウイルスは潜伏期間が長く、また無症状の感染者が多数いるという特徴があった。

これまでの指定感染症	
（現在はいずれも「２類感染症」）	
2003年	重症急性呼吸器症候群（SARS）
2006年	鳥インフルエンザ（H5N1型）
2013年	鳥インフルエンザ（H7N9型）
2014年	中東呼吸器症候群（MERS）

「厚労省はコロナを2類の指定感染症に政令指定したわけですが、無症状者が少ない同じ2類のＳＡＲＳ（重症急性呼吸器症候群）やＭＥＲＳ（中東呼吸器症候群）とは性質が違ったのです」

コロナを「指定感染症」としてはみたが、思ったよりも感染が拡大し、市中感染者が多くいるような状況がすぐに分かってきた。

しかし、一度判断してしまったことを取り消すわけにはいかない。幸い、東京五輪も迫るなか、政治の側も感染者激増を何とか回避したいと考えている。とにかく「クラスター対策」を合言葉に検査の実施は避け、「できればこのまま自然に感染拡大が収まってくれるように」と祈っていたのが結核感染症課だったのである。

結核感染症課長の「業界評」

1月30日、日下課長は記者会見でこう述べている。

「武漢市からの帰国者で症状のない方からウイルスが

見つかることは想定していなかった」

「無症状の人が潜伏期間中に他の人に感染させる可能性を念頭に置く必要がある。最悪の事態も想定して進めないといけない」

この日に初めて無症状者問題が分かったというわけではなかっただろう。だが、すでに2日前に厚労省はコロナを「指定感染症」としており、この時点で「まずいことになる」との認識は関係者が共有していた可能性が高い。

日下氏の、感染症に関する知識や能力については、誰もが「よく分からない」と口を揃える。

国連日本政府代表部や、国立国際医療研究センター国際医療協力局長などを歴任した国際畑のキャリアを持つが、過去の報道や発言を辿っても、コロナウイルスについての特徴、本質を指摘したコメントはまったく見当たらない。

2019年、結核感染症課長に就任した際に日下氏が語った抱負が厚労省のサイトで公開されている。

〈4月から結核感染症課長を拝命しました日下英司です。よろしくお願い致します。直近9年間にわたり国際関係の仕事に携わっておりました。国際保健の歴史は、まさに感染症との戦いの歴史であり、私自身、感染症対策は重要なことと考えております。結核感染症課長として身が引き締まる思いです。〉

〈これまでの仕事で分かったことですが、発展途上国では、感染症を封じ込める能力に課題を抱えている国が少なくなく、医療提供体制、サーベイランス能力、検査能力にも、解決すべき課題があります。こうした国で感染症が蔓延すると、近年の経済発展、交通手段の発達に伴い、簡単に他国に感染拡大するようになっています。発展途上国の感染症は、たとえ海を挟んでも各国にとって、もはや対岸の火事ではないのです。〉

〈2020年の東京オリンピック・パラリンピックを控え、国内における感染症対策の重要性は益々増大しておりますが、この感染症対策においては、グローバルな視点での取り組みが必要不可欠です。有事・平時問わず、状況に応じてどの様な対策をとるべきか、常

新型コロナウイルスを巡る経過

2019年	
12月30日	中国武漢市の衛生当局が 原因不明の肺炎患者確認と通知
2020年	
1月9日	中国で患者から 新型コロナウイルス確認と報道
16日	国内初の感染者
30日	世界保健機関（WHO）が緊急事態宣言
2月3日	横浜に到着したクルーズ船の検疫開始。 その後、乗船者の集団感染が判明
13日	国内初の死者
3月4日	クルーズ船乗船者らを含めた 国内の感染者が1000人超に
11日	WHOが 「パンデミック（世界的大流行）」と表明
4月5日	国内の死者が100人超に
7日	安倍晋三首相が7都府県を対象に緊急事態宣言
16日	緊急事態宣言の対象を全国に拡大。 国内の感染者が1万人超に
5月2日	国内の死者が500人超に
4日	緊急事態宣言の5月31日までの延長決定
14日	特定警戒都道府県の5県と、 特定警戒以外の5県で緊急事態宣言を解除
21日	宣言を継続中の8都道府県のうち、 大阪、京都、兵庫の近畿3府県の解除を決定

に自問自答しております。日本国民が感染症から安心して暮らしてゆくため、ベストを尽くす所存です。〉

まさかこの直後、東京五輪を延期に追いやる世界的パンデミックに襲われるとは夢にも思わなかったであろう。しかし、日下氏も関与した初動の「ミス」は日本を窮地に追い込んでいくことになる。

政治の混乱で批判を逃れる

3月以降、劇的に感染者が増え続け、欧米並みのコロナ拡大状況が日本に訪れていたとしたら、厚労省の初動ミスと機能不全はもっと厳しく指弾されていたことだろう。

だが、ここで結核感染症課にとってラッキーなことが2つ起きる。

ひとつは新型インフルエンザ等対策特別措置法の改正により、官邸がコロナ対策を引き継いだことである。

3月23日、内閣官房にコロナ対策推進室が設置されると、国民の目は政府に向き、コロナは行政の問題から政治問題に変容した。

また、安倍首相が「アベノマスク」配布や30万円給付（後に撤回し10万円の定額給付金を一律給付）といった失策を連発したため、メディアの厚労省批判が消え去ったことだ。

3月下旬以降、国内の感染者は急増し、4月にピークを迎える。だが、ここでもまだ検査数は増えず、メディアや専門家、そして安倍首相までもが指摘した「目詰まり」は解消できないまま、5月に入って感染拡大はピークアウトした。

「保健所の機能不全問題がさんざん指摘されましたが、検査そのものはやる気になればできたはずです。埼玉県の保健所長が〝病床がいっぱいになるのを防ぐため、検査希望者の条件は厳しくしていた〟という趣旨の発言をして批判されましたが、まさにそのとおりだったと思います。保健所は近年、その数が減らされていたところ、コロナで存在意義を見直されれば、予算がつくようになる。保健所長は厚労省技官の天下り先です

から、厚労省の忖度しかしない。積極的に検査をするはずがないし、その本当の理由を語るメリットもないのです」（前出の医師）

ＰＣＲ検査のあり方についてはいまだに意見が割れており、正しい評価は結論付けられていない。しかし、ひとつ確実に言えることは、少なくともある時期まで、検査を希望する発熱者などが検査を受けられなかったことによって、「救われた可能性が高い命」が救われなかったという事実である。

後に加藤勝信厚労相は「37・5度が4日間続かなければ検査が受けられないと誤解された」という趣旨の発言をし、大きな批判を浴びることになるが、どれだけの人が検査を受けることができずに死亡した可能性が高かったのか、しっかりとした検証は必ずなされないといけないはずである。

生かされなかった11年前の教訓

一度決めたことを撤回することができない官僚組織の「持病」もさることながら、今回の問題では２００９年の新型インフルエンザにおける教訓がまったく生かされていなかったことが指摘されている。

豚由来といわれた11年前の新型インフルエンザ流行の際、結核感染症課はやはり初期対応に当たったが、「症状が出ればとにかく隔離」という昔ながらの一般的な感染症対策から一歩も踏み出さなかった。

病院や保健所に「発熱外来」「発熱相談センター」を設置したが、インフルエンザ以外の患者からの電話相談が殺到。このとき、発熱者が反応してセンターがパンクしないように発熱外来を「帰国者・接触者外来」と変更したが、この名称は今回のコロナ対応でも流用された。

厚労省が当時こだわったのは疫学調査だった。病気の特徴や感染の広がりを調べる方法で、いわゆる「クラスター対策」につながる考えである。逆に言えば、感染が疑われる人をすべて検査するという発想はなく、そのことが結果的に市中感染を拡大させる原因になったのである。

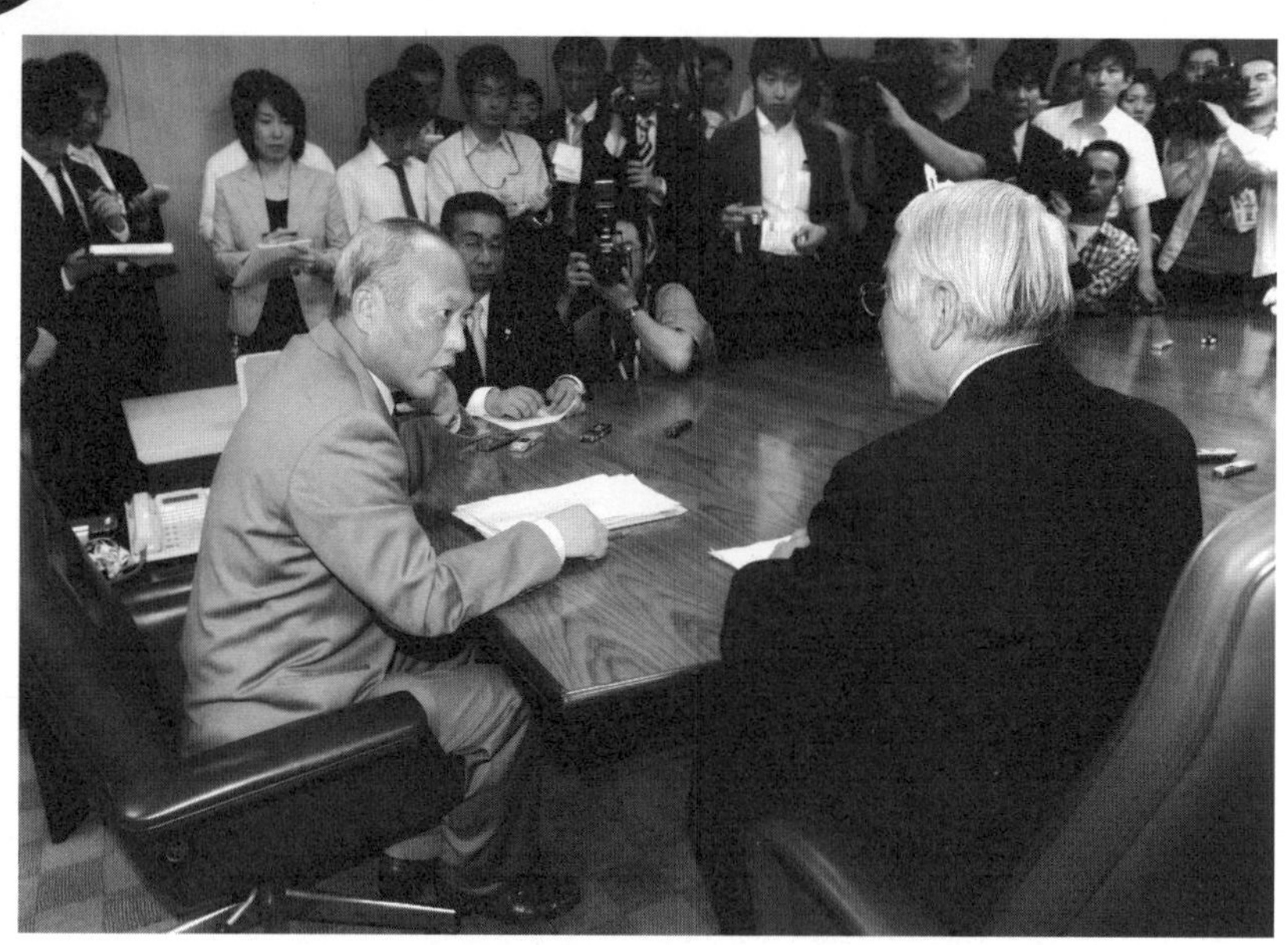

◉ 2009年の新型インフルエンザに対応する当時の舛添要一厚労相。教訓は生かされなかった

厚労省はこの新型インフルエンザ対応について、2010年に自己検証し、報告書をまとめてそれを公開している。

そこには保健所の体制強化やPCR検査の強化などがしっかりと明記されており、たまたま新型インフルエンザの死亡率が低い水準にとどまったことに満足することなく、将来の感染症対策にこれらの教訓を役立てていかなくてはならないとも記されている。

だが、2020年、繰り返されたのはまったく同じ失態だった。医系技官のDNAとも言える「組織防衛意識」「情報独占意識」が頭をもたげ、再び疫学調査路線に突き進んだ結果、コロナ対応は後手に回り、国民と向き合った対応ができなかった。

前出の日下結核感染症課長および、医系技官のトップである鈴木康裕医務技監、鈴木俊彦厚生労働事務次官の責任は極めて重い。

▼「感染症ムラ」利権の構造②

官邸に巣食う利権集団「新型コロナ専門家会議」メンバー12人の「素性」

厚労省が選定した「御用学者たち」。首相にコロナ対策を提言し、その見返りに莫大な予算を受け取る「感染症マフィア」の実態。

文＝千葉哲也 ライター

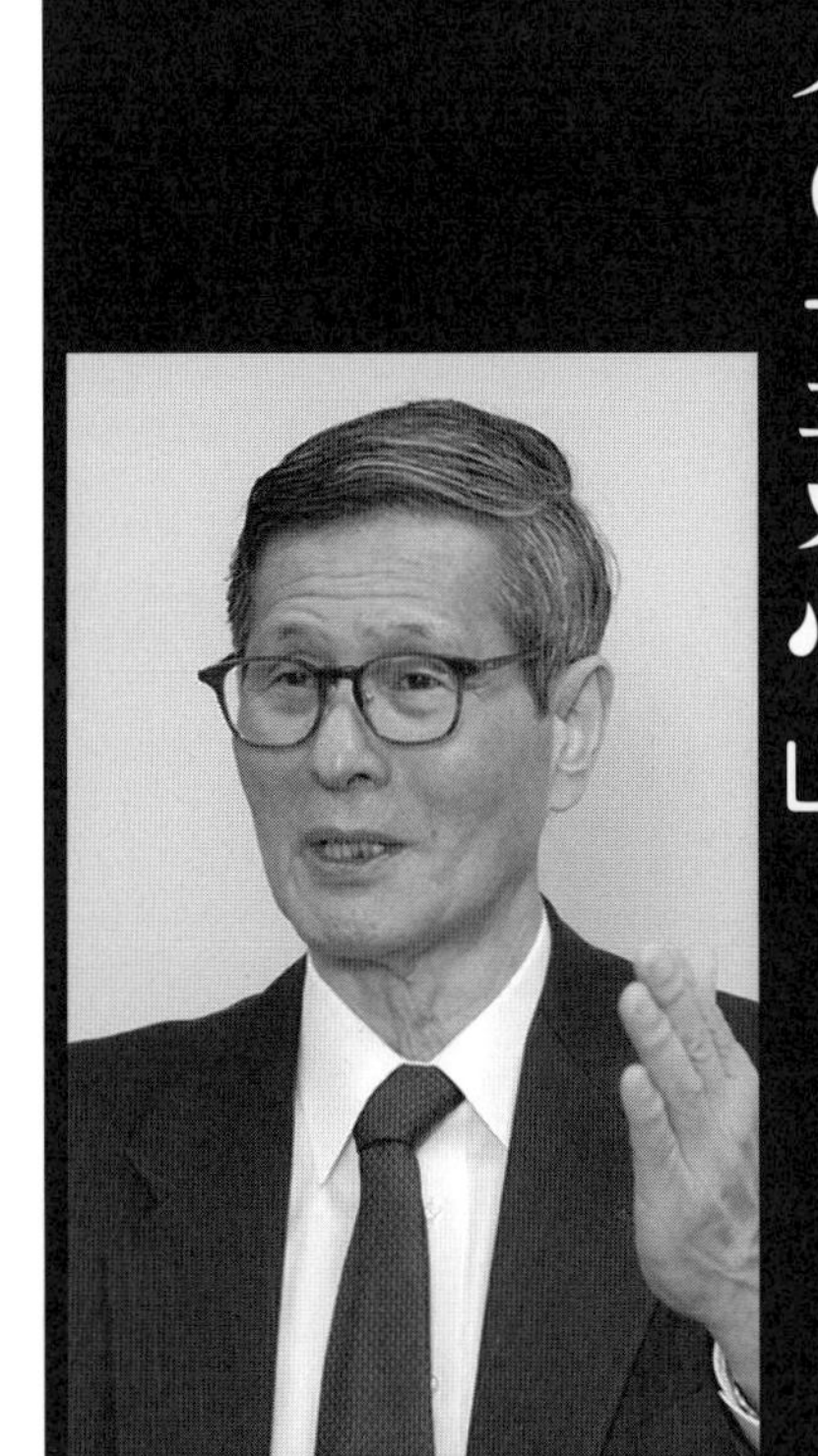

◉会議のスポークスマンをつとめる厚労省出身の尾身茂副座長

首相の政治判断に「お墨付き」

コロナ問題が全国的な関心事になってからというもの、俄かに注目を集めた組織が「新型コロナウイルス感染症対策専門家会議」（専門家会議）である。

ときには首相の隣に座り、会見に臨んだ尾身茂・副座長（独立行政法人地域医療機能推進機構理事長）の姿を、テレビで見て記憶している方も多いだろう。

安倍首相は記者会見においてたびたび「専門家のご意見も聞きながら……」と語ったが、トップの判断にも大きな影響を与える「専門家会議」とは、どのような集団なのだろうか。

この専門家会議が初めて会合を開いたのは2月16日のことだった。当時、国内ではクルーズ船285人、その他53人の感染者が確認されており、さらなる感染拡大が懸念されていた時期である。

専門家会議のメンバーは12人。だが、そのメンバー選出を主導するのは厚労省の医系技官たちであり、そもそもが政府に従順な人間以外、絶対に選ばれることはない。

業界に精通する製薬専門紙記者が語る。

「表向き、政治とは一線を画し研究者として真実を述べるという姿勢を取ってはいますが、その実、時の政権が求めている判断を忖度し、流れを作るのが彼らの仕事です。同じデータであっても、リスクが大きいのか、それとも小さいのかは、解釈にかなりの幅が出る。後から検証すれば分かることですが、厚労省と官邸の意に沿わない発言をするメンバーは皆無です」

この従順な12人のメンバーが、事実上首相の打ち出す政治判断に客観的な「お墨付き」を与えているというわけだ。

感染研から3名のメンバー

専門家会議の座長をつとめるのは、国立感染症研究所の脇田隆字氏だ。脇田氏のほか、感染研からは鈴木基・感染症疫学センター長と、元感染研感染症情報セ

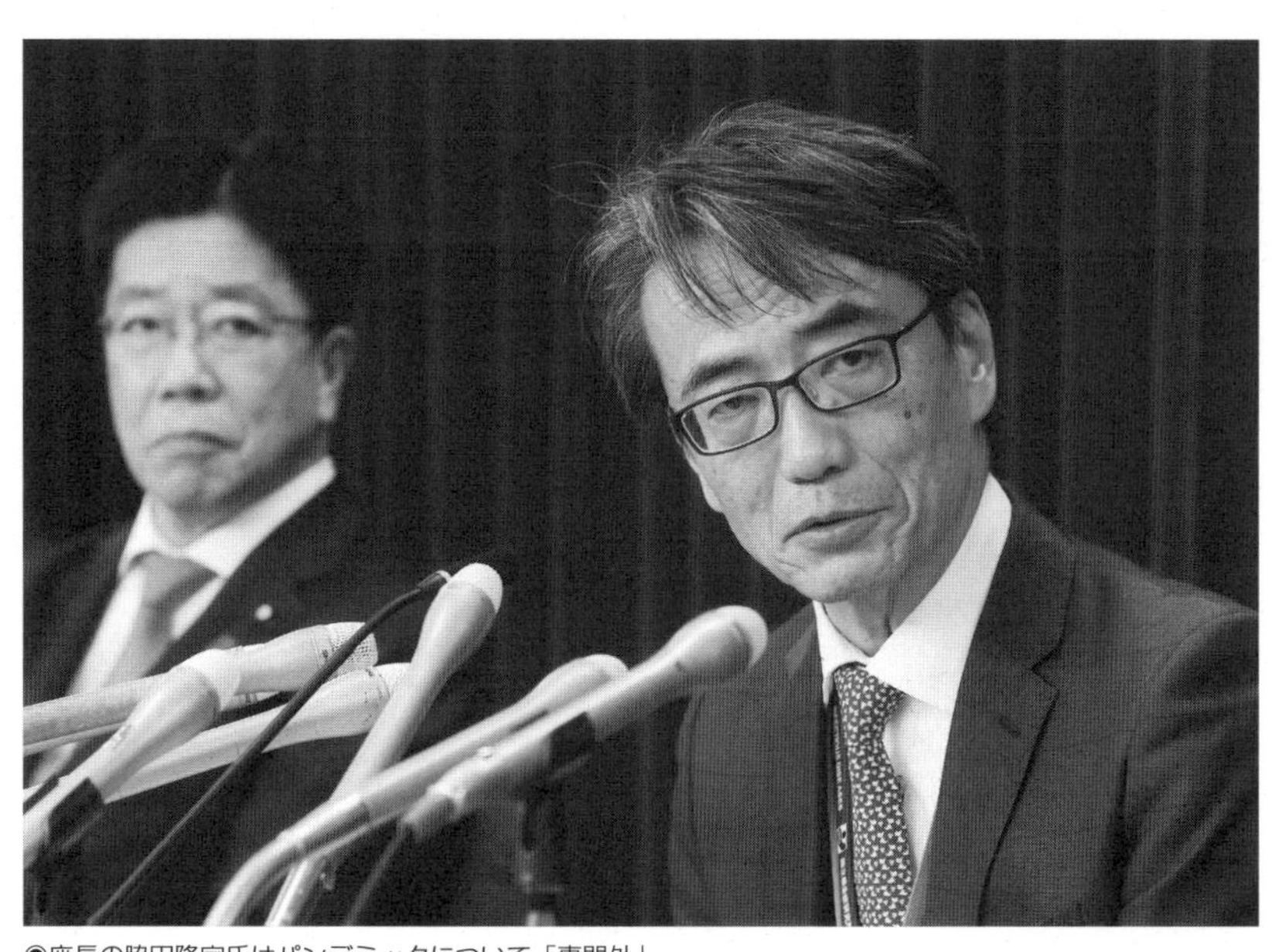

◉座長の脇田隆字氏はパンデミックについて「専門外」

ンター長をつとめた岡部信彦・川崎市健康安全研究所所長がメンバー入りしている。

「座長の脇田氏よりも格上なのが岡部氏で、脇田氏は感染研所長という肩書きから座長に指名されただけ。過去の人事例を踏襲しただけです」

その他のメンバーもある意味で機械的に選ばれている、弁護士1名、日本医師会1名、感染症学会1名、の「枠」を除くと、厚労省とは一心同体の関係にある感染研から実質3人、他は厚労省（尾身氏は厚労省出身）、東京大学医科学研究所、国立国際医療研究センター、東京慈恵医大、東北大などである。

「彼らには、厚労省の言いなりに動くことを条件に、おいしいアメが与えられます。実際、2月13日に発表された治療薬などの研究開発予算総額19億8000万円のうち、感染研に12億2000万円、国際医療研究センターに3億5000万円、医科研に1億5000万円が配分されていることが分かっています」

コロナ対策にも当然、予算がつく。その予算配分が、見事にこの「専門家会議」メンバーの所属先と一致し

「新型コロナウイルス感染症対策専門家会議」メンバー

役職	氏名	肩書
座長	脇田 隆字	国立感染症研究所所長
副座長	尾身 茂	独立行政法人地域医療機能推進機構理事長
構成員	岡部 信彦	川崎市健康安全研究所所長
構成員	押谷 仁	東北大学大学院医学系研究科微生物分野教授
構成員	釜萢 敏	公益社団法人日本医師会常任理事
構成員	河岡 義裕	東京大学医科学研究所感染症国際研究センター長
構成員	川名 明彦	防衛医科大学内科学講座（感染症・呼吸器）教授
構成員	鈴木 基	国立感染症研究所感染症疫学センター長
構成員	舘田 一博	東邦大学微生物・感染症学講座教授
構成員	中山 ひとみ	霞ヶ関総合法律事務所弁護士
構成員	武藤 香織	東京大学医科学研究所公共政策研究分野教授
構成員	吉田 正樹	東京慈恵会医科大学感染症制御科教授

ていることは、感染症をめぐる業界の利権構造を如実に示していると言えるだろう。

日本が新しいウイルスの脅威に構えている裏側で、彼らは特別な「ボーナス」にありついている――そうであったとしても、研究者として真実と信念に基づいた提言を政治に提供してくれるのならば良い。だが前述したように、彼らはすべて、選出された時点から政府に取り込まれている人間である。

日本でこうしたパンデミックが起きれば、かならず関連予算やワクチン開発費をめぐり「厚労省」「国立感染症研究所」「プラスα」のセットが動き出し、莫大な利権をせしめる。感染拡大規模が大きくなればなるほど、その利権構造も肥大化するというカラクリだ。

慈恵医大と感染研の接点

今回、専門家会議には慈恵医大の吉田正樹教授がメンバー入りしている。

ここで思い出されるのは、コロナのクルーズ船対応に当たっていた元厚生労働大臣官房審議官の女性官僚、大坪寛子氏だ。

大坪氏は安倍首相の懐刀だった内閣補佐官の和泉洋人氏との「コネクティング不倫」で飛ばされた美人官僚だったが、以前は内閣官房の健康・医療戦略室次長として、和泉氏の威光をバックに、予算権限などを一手に握っていた。

その大坪氏は慈恵医大出身の医師であり、吉田氏はその先輩という関係である。慈恵医大は、海軍軍医学校創設者の1人である高木兼寛が中心になって設立した医師受験予備校が母体で、日本初の私立医学専門学校として知られる。歴史的に感染研と距離が近く、ムラの住人としての存在感があるというわけだ。

「専門家会議メンバーの特徴として、学者としての実績、世界的な評価が極めて低い、ドメスティックな研究者が多いということです。本来、コロナ問題について政府が真実を知りたいのであれば、日本で最高の評価を得ている研究者をメンバーに招くべきですが、東大教授や慶大教授は排除され、ほぼ全員が何らかの組織を代表している人物ばかりで、これが利権の温床と言われる所以です」（前出の記者）

事情を知らない一般人にとっては「専門家会議」「有識者会議」と言われれば、その道のプロばかりが集まっているものと信じるだろう。

「たとえば専門家会議の脇田座長はC型肝炎ウイルスの専門家ではあるのですが、こうしたパンデミックについては詳しくない。座長からしてある意味、お飾りなのですから会議の提言と言われても、どこまで信じられるものか、疑わしいと思いますね」（同）

偽りのPCR検査不要論

この専門家会議メンバーは、コロナ対策において終始、「クラスター対策」の重要性を訴え、むやみにPCR検査を拡大するのは医療崩壊を招くとの説を唱え続けた。

後に撤回される「37・5度、4日間」縛りの基準も、「PCR検査のキャパシティを考慮した」（尾身氏）と

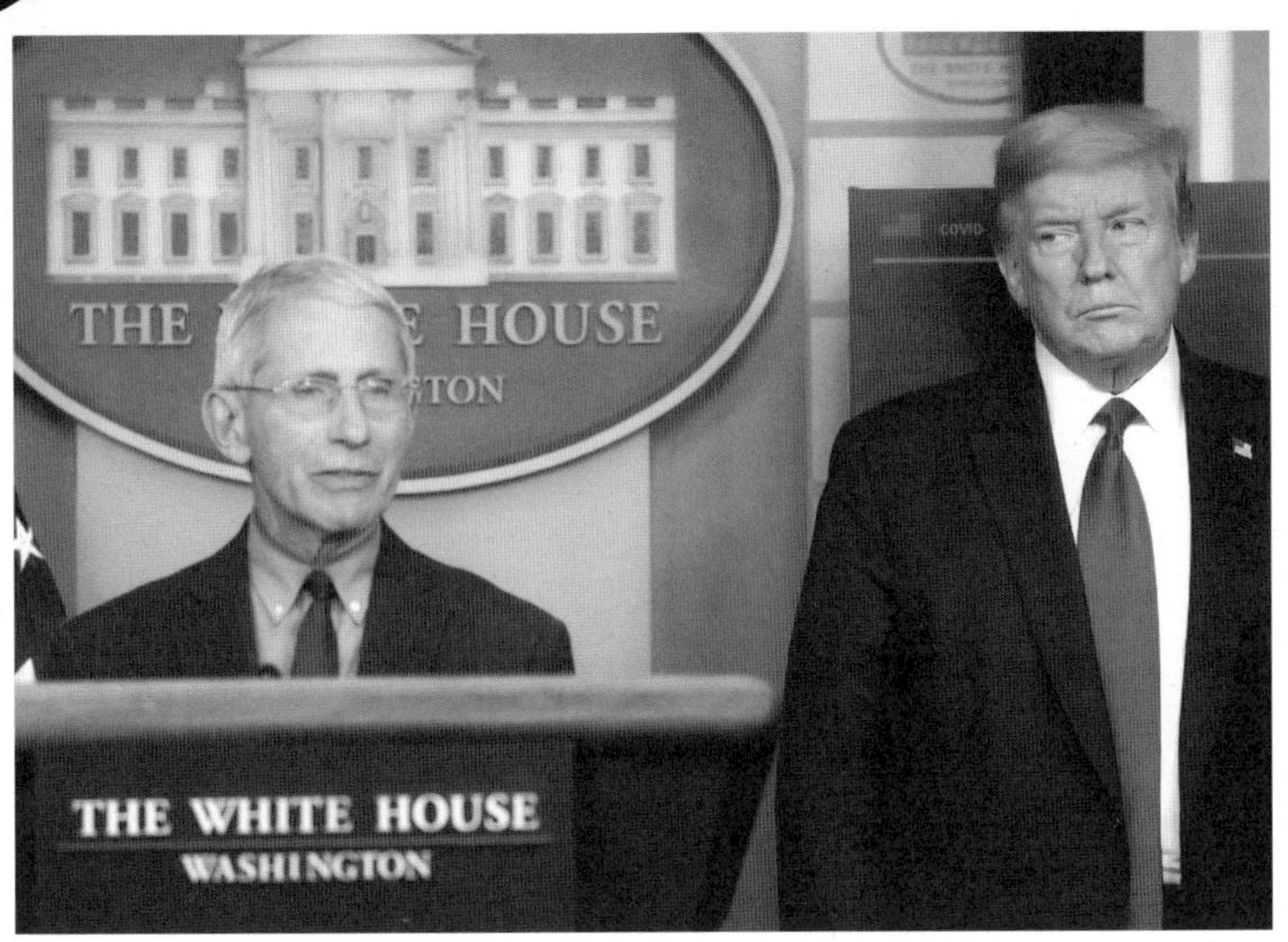

◉学者の立場から大統領に対し一歩も引かないファウチ国立アレルギー感染症研究所長

説明しており、なるべく検査数を抑制させるために設定した基準であることを告白している。

　この問題は、結果として日本のコロナ感染者が大きく拡大しなかったために結果オーライとされているフシがある。しかし、もとを正せばその発言の根底にあるのは、保身と利権維持であった。

　厚労省が主導して結成された御用学者たちによる「専門家会議」。そしてその意見を最大限尊重し、日本の行く末を決める政治家。これは非常に危ない構図でもある。

　米国でもコロナ問題について、トランプ大統領に助言をする専門家がいるが、その関係性は日本とだいぶ異なる。

　経済対策を優先させたい大統領に対し、常に慎重な意見を主張し続けるのはファウチ国立アレルギー感染症研究所長だ。両者の対立は深刻化し、何度も解任説が出ているが、「忖度しない」「権威として認知されている」ファウチ氏を切れば、さらに国民の反発が強まることを恐れるトランプ大統領は、ファウチ氏をクビにできないでいる。日本とはあらゆる意味でレベルが違うとしかいいようがない。

超過死亡数が示す専門家会議の罪

この感染研と厚労省の癒着関係について、以前から批判し、警鐘を鳴らしてきたほぼ唯一の異色医師が医療ガバナンス研究所理事長の上昌広氏だ。

同氏は、意図的に検査を抑制し続けてきた「感染症ムラ」を厳しく批判し続けているが、その重い「罪」について次のように指摘している（『サンデー毎日』2020年5月31日号）。

〈「超過死亡」というデータがある。例年の死者数との変化を見るもので、それによると、今年2月、3月の東京都の超過死亡は例年より1週間当たり50～60人多く、4月第1週から減っている。厚労省は、2、3月は日本のクラスター作戦が感染抑止に成功、3月末に欧州から入ってきたウイルスが4月の感染者増につながった、と言うが、それは自己正当化の論だ。PCR検査を小出し増にした結果、4月以降に感染状況が悪化したように見えるが、実は感染ピークが韓国、台湾同様2、3月に来ていながらそれに気づいていなかった可能性がある〉

〈もう一つは、日本ではPCR検査の抑制により、医師や看護婦ら医療関係者をウイルスから保護できていなかったのではないか、との疑念だ。我々の医療グループで医師、看護婦ら医療従事者の抗体保有率を測ったところ10％と一般人の5％の倍だった。それに比べ、日本よりはるかに感染状況が悪かったニューヨークでは、医師の抗体保有率は一般人より低かった。意味するところは、ニューヨークの方がむしろマスク、医療器具を手当てでき、PCR検査も頻繁にすることで医療関係者をしっかり保護していた、ということだ〉

上氏の主張が、どこまで業界の共感を集めているかは分からないが、少なくとも、ことコロナのような国民の命を奪う可能性が高い感染症について、その対策

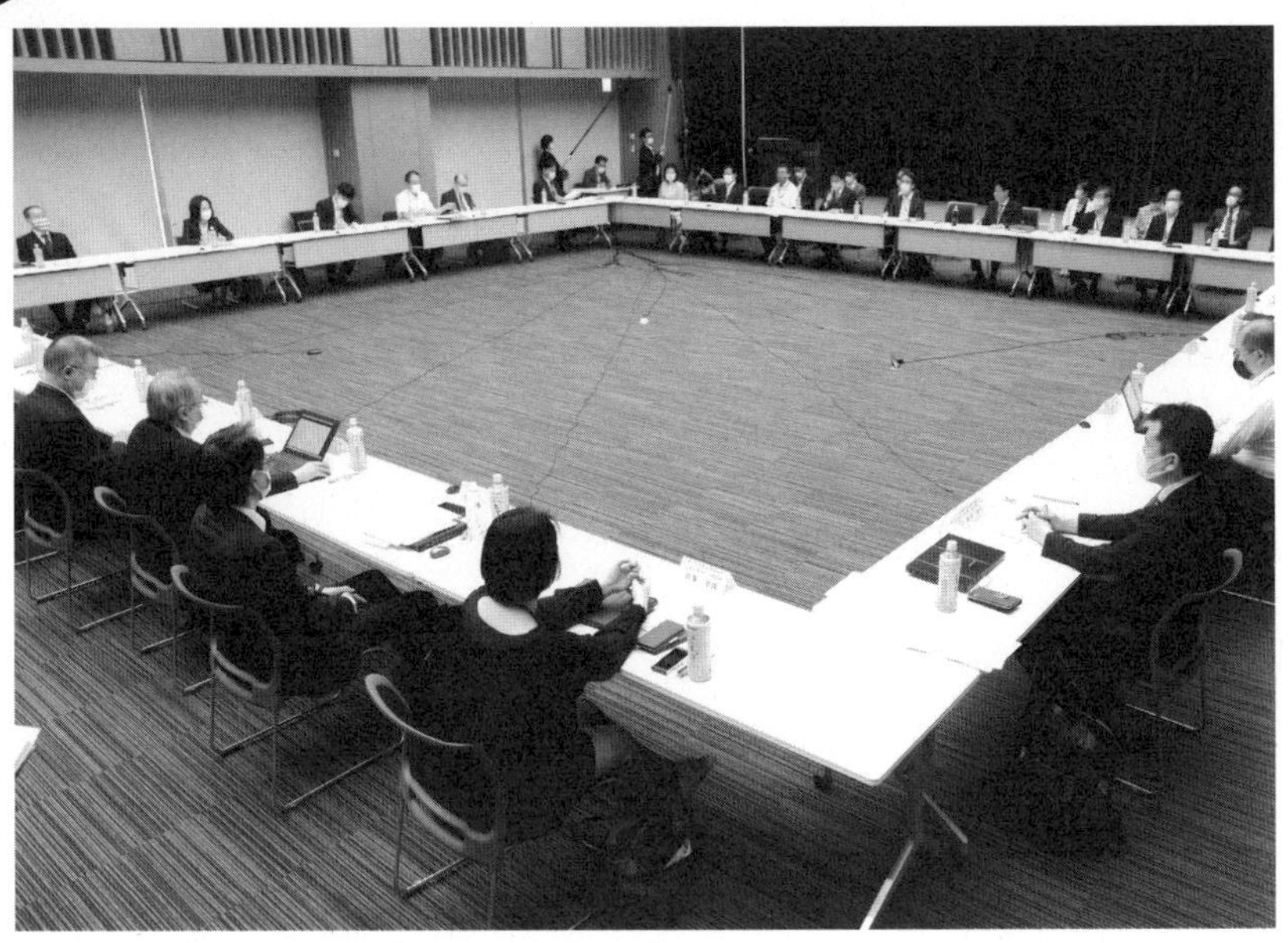

◉「政治との馴れ合い」があれば専門家会議は国民の敵となる

を提言すべき学者や研究者を選定するのであれば、政治や官僚と利害関係がある人物を排除すべきである。

現在の「専門家会議」メンバーが、厚労省と深く密接な関係にあることを否定できる人間はいないだろう。コロナ対策の第一歩は、癒着の排除から始めるべきである。

▼腐臭漂う政権の「末期症状」

すべて「出来レース」！給付金事業で判明した電通と政権の深い闇

政権に好都合な情報操作を
一手に引き受ける広告代理店と、
それを追及できないジャーナリズム。
事業化給付金をめぐるスキャンダルが照射する、
典型的な日本の「タブー構造」。

文＝リテラ編集部＋コロナ問題特別取材班

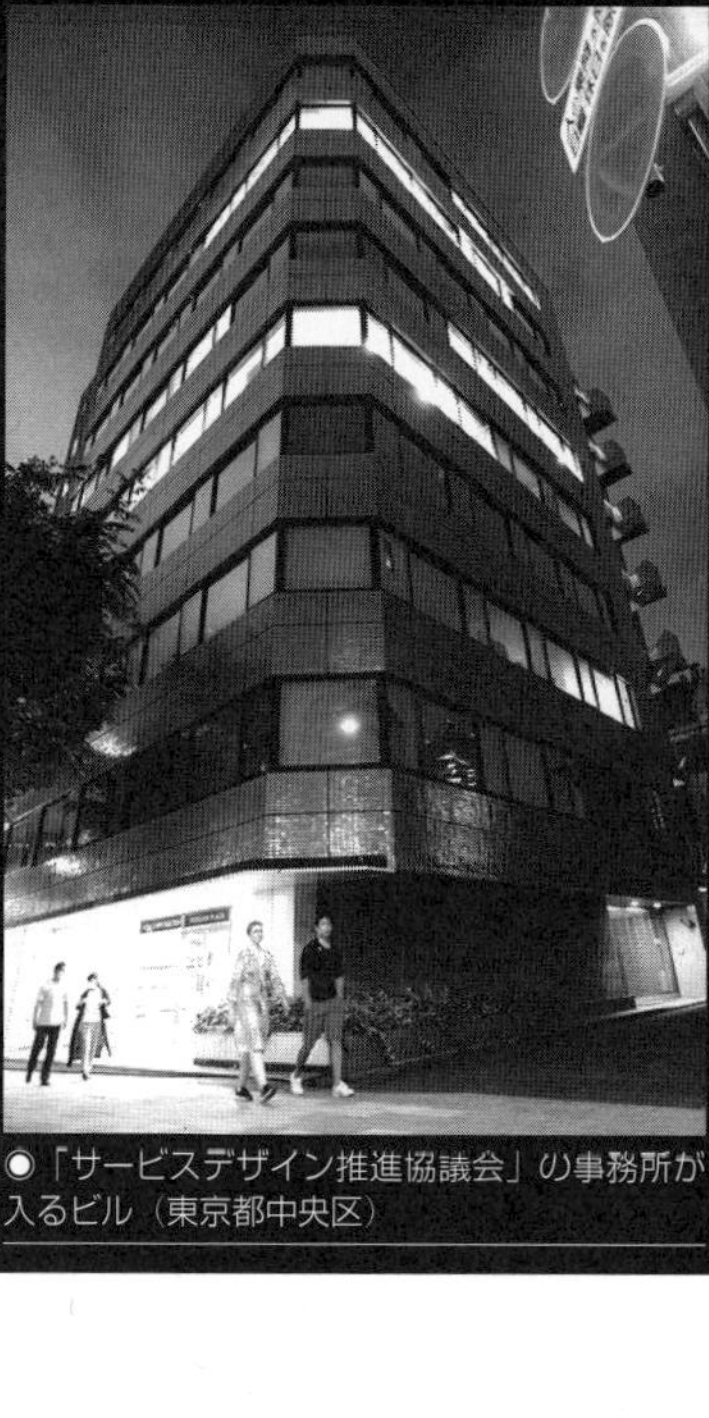

◉「サービスデザイン推進協議会」の事務所が入るビル（東京都中央区）

疑惑の「給付金事業」

安倍政権が打ち出したコロナ経済対策だが、その貧弱さや遅さに加え、問題になったのが対策事業に利権のにおいがつきまとっていたことだった。

とくに中小企業、個人事業者の救済策として注目された「持続化給付金」をめぐっては、安倍政権、経産省と電通の構造的な癒着が明らかになった。

その発端は、経済産業省が「持続化給付金事業」を受託した「一般社団法人サービスデザイン協議会」(以下SD協議会)の存在だった。

「SD協議会」は2016年に電通とパソナ、トランスコスモスによって設立された法人だが、経産省は同法人に「持続化給付金」の事務局業務を委託し、769億円で契約していた。

しかし、この「SD協議会」に業務実態がまったくないことが明らかになった。決算行政監視委員会でこの問題を取り上げた立憲民主党・川内博史衆院議員によると、その所在地は小さなビルの1室で、ドアにはリモートワーク中だという張り紙が貼ってあるだけで誰もいなかったという。つまり、「SD協議会」は幽霊法人に近い存在だったのだ。

さらに問題なのは、この「SD協議会」を通じて、巨額の金が電通グループに流れていたことだった。

「持続化給付金」事業はSD協議会から電通に749億円で再委託されていた。そして、電通は業務の大半をさらに外注し、自社ではほとんどなにもやっていないにもかかわらず、「管理・運営費」として104億円の金を中抜きしていた。

また、電通は子会社である4社に広告制作などを委託し、給付金支給業務などはやはり子会社の電通ライブに外注。さらに電通ライブがパソナやトランスコスモス、大日本印刷などに業務を発注していた。

外注の金額が公表されていないため正確な総額はわかっていないが、少なくとも約154億円が電通グループに流れることになっていたのだ。

いったいなぜ、国の事業がこんな複雑なかたちで発注され、最終的に巨額の金が電通グループに流れているのか。

実は、「SD協議会」は、電通が国の事業を請け負うために、経産省と結託して作ったトンネル法人だったのだ。

明るみに出た「前田ハウス」

実際、この「SD協議会」は設立直後から経産省から事務委託を受けており、その数は「持続化給付金」を含め、設立以来4年で14件、総額1576億円にものぼる。そして、そのうち大型受注の案件8件がすべて電通グループに再委託されていた。

2020年5月28日発売の『週刊文春』(文藝春秋)では、代理店関係者がこんなコメントをしている。

「経産省肝いりで始まった『おもてなし規格認証』という制度を認定機関として運営しています。不可解なのは、経産省がこのおもてなし規格事業の公募を開始した二〇一六年五月十六日と同じ日に協議会が設立されていること。主導したのは、経産省に太いパイプがある当時電通社員だったA氏。電通が国の業務を間接的に請け負うための隠れ蓑として設立された、実体のない〝幽霊法人〟だと言われています」

A氏とは「SD協議会」の実質運営者である平川健司業務執行理事のことだ。現在は電通に籍はないが、電通の幹部と直でやりとりできる〝電通の代理人〟といってもいい存在だという。

同法人の代表理事であるアジア太平洋マーケティング研究所所長の笠原英一氏も、文春の取材に対して、「私は電通の友人に頼まれて、インバウンドの研究をやろうと思って入ったんだけど、何にも活動がないから」「いつも会議は電通さんでやっていましたし、A(平川)さんがキーだから」と答えている。

しかし、不可解なのは、この電通のトンネル法人に対して、経産省が尋常ではないレベルの協力をしていることだ。

先の川内議員は、設立された際の定款のPDFファイルに着目し、定款のPDFファイルのプロパティを

サービスデザイン推進協議会が経済産業省から受託した事業

金額は100万円未満を切り捨て

執行年度	件名	契約金額(円)	再委託先	再委託先との契約金額(円)
2016年	サービス産業海外展開基盤整備事業費補助金	4600万	—	—
2017年	ＩＴ導入支援事業費補助金	100億	—	—
	中小企業・小規模事業者人材対策事業費補助金	400万	—	—
	ＩＴ導入支援事業費	499億9600万	電通ワークス	2500万円
			情報サービス産業協会	200万
			電通	31億2100万
			日本生産性本部	3200万
			リックテレコム	100万
2018年	事業承継補助金	30億	電通ワークス	500万
			電通	4億4200万
	学びと社会の連携促進事業	1900万	パソナ	500万
	ＩＴ導入支援事業費補助金	100億800万	電通ワークス	2500万
			情報サービス産業協会	100万
			電通	10億6200万
			日経新聞社	7300万
2019年	女性活躍推進のための基盤整備事業	900万	パソナ	200万
	女性起業家等支援ネットワーク構築補助金	6600万	—	—
	事業承継補助金	24億9900万	電通ワークス	600万
			電通	3億8500万
	中小企業・小規模事業者人材対策事業	1800万	—	—
	先端的教育用ソフトウエア導入実証事業	30億7900万	電通ワークス	600万
			電通	3億7000万
2020年	持続化給付金事務事業	769億200万	電通	769億1100万
	事業承継補助金	20億	電通ワークス	600万
			電通	3億7500万

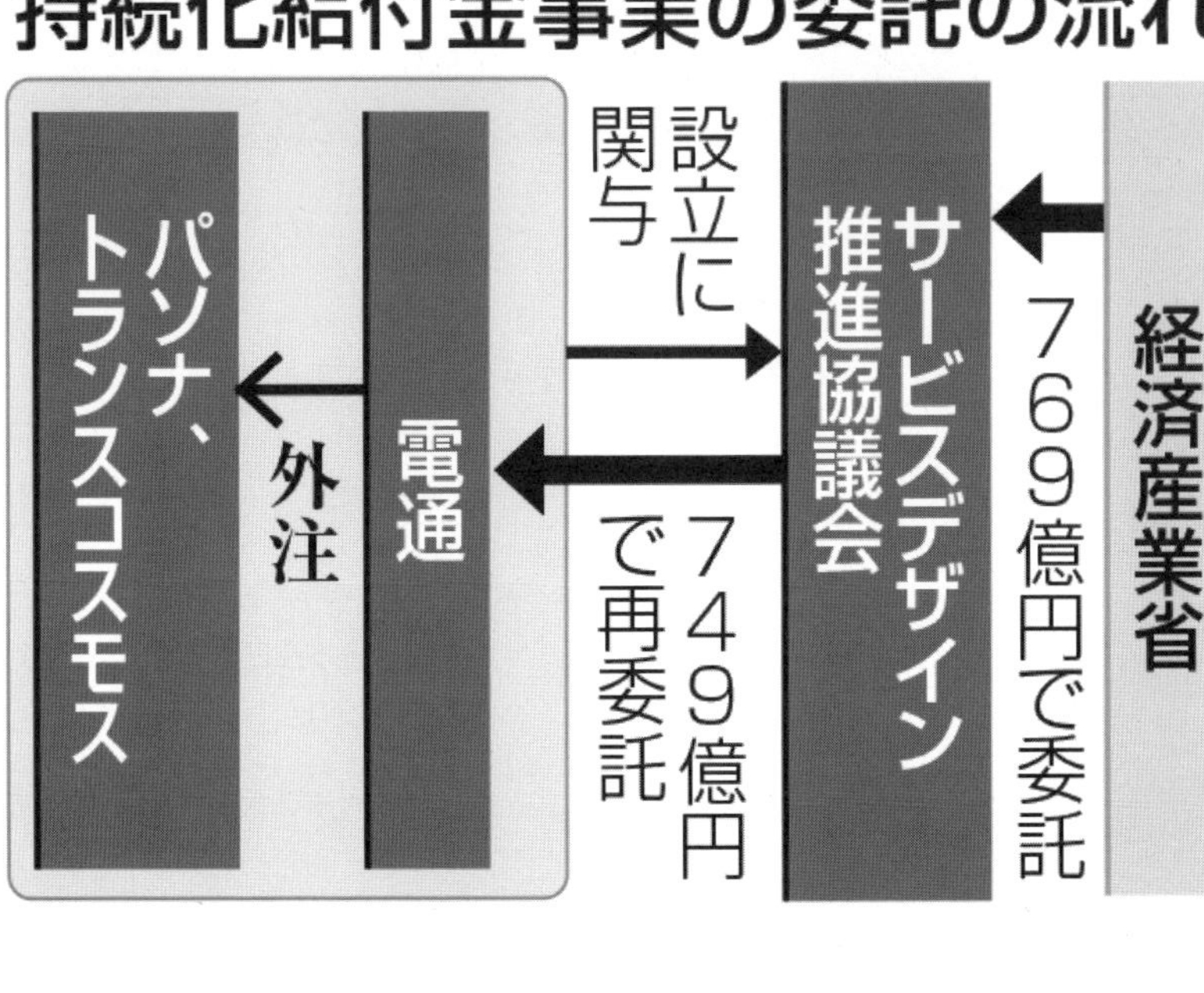

確認した。すると、その作成者は経産省の「情報システム厚生課」であることが判明したという。

また、「SD協議会」設立時の代表理事だったユニバーサルデザイン総合研究所所長の赤池学氏は、やはり文春の取材にこう答えている。

「経産省の方から立ち上げの直前に代表理事を受けてもらえないかという話があって、それで受けた」

経産省とSD協議会=電通の異常な癒着の背景には、中小企業庁のトップである前田泰宏長官の存在があった。

「SD協議会」がこれまで経産省から委託された14件総額1576億円のうち「少なくとも1300億円以上、率にして8割以上が、前田氏が幹部を務める部署からの受注だった」（週刊文春）というのだ。

しかも、前田長官とSD協議会を仕切る平川氏は、「一緒に食事に行く」関係だったと電通関係者が証言している。

さらに前田長官に関しては、「前田ハウス」をめぐる疑惑も浮上した。

前田長官は2017年、テキサスで開かれる見本市『サウス・バイ・サウスウエスト（SXSW）』に視察目的と称し訪米、その会場近くのアパート、自称「前田アパート」で日本の民間業者などを集め盛大なパーティを開いていた。

これは国家公務員倫理法に抵触する疑いも指摘されているが、このパーティは民間業者との〝癒着の場〟となっており、元電通社員で「SD協議会」執行理事の平川氏も参加していたという。

こうしたことから類推すると、「SD協議会」は前田長官と元電通の平川氏が主導するかたちで、作られた可能性が高い。

経産相の「大ウソ」が発覚

しかも、同法人が「持続化給付金」事業を受注したプロセスには、不審な点が非常に多い。

「持続化給付金」の予算案が組み込まれた第1次補正予算案が閣議決定されたのは4月7日、経産省が事務事業の入札の公募をはじめたのが翌8日。ところが、SD協議会は閣議決定の前日、4月6日に「jizokuka-kyufu.jp」というドメインを取得。7日に「持続化給付金」事務事業の委託にかんする業務執行理事に平川氏を指名していた。

入札公示前から委託業務を受託するのは自分たちだとわかっていたかのようなこの流れ。実は、事前に経産省・中小企業庁とSD協議会のあいだで、話がついていたのではないか。

また、今回の「持続化給付金」給付事業の入札調書によると、入札に参加したのはSD協議会とデロイトトーマツファイナンシャルアドバイザリー合同会社の2社。

そして入札調書では、資本金等の財務状況などでランク付けした等級として、SD協議会が「C」と評価されている一方、デロイトトーマツは「A」と評価されていた。しかし、落札したのはSD協議会だった。

最高ランクの「等級A」であるデロイトトーマツを、どうして「等級C」のSD協議会が押しのけることができたのか──。

ここで問題になってくるのは、「等級A」だったデロイトトーマツの入札価格だ。しかし、公共事業には透明性が求められるというのに、その入札価格は黒塗り状態となっている。

どうしてデロイトトーマツの入札価格は黒塗りにされているのか。立憲民主党の川内議員がその理由を問うと、梶山弘志経産相は「2度確認したが『公表していただきたくない』ということだった」と答弁したのだが、そのあと、川内議員はこう切り出したのだ。

「デロイトトーマツさんに確認しました。『経済産業省ならびに中小企業庁から価格の公表について尋ねられてはいない』とおっしゃいましたよ。『確認されていない』とおっしゃいました」

入札価格の公表について確認などされていない──。つまり、梶山経産相の主張とは真っ向から食い違っているのだ。

ほかにも、SD協議会をめぐっては、一般社団法人および一般財団法人は法律で定時社員総会の終了後に遅滞なく貸借対照表を公告しなければならないと定められているにもかかわらず、決算報告が官報にないことが判明するなど、疑惑は尽きない。

同じビルに電通関係事務局が集中

しかし、政府と電通の癒着はこのSD協議会にかぎった話ではない。そのことを象徴するのが、SD協議会が入居する雑居ビルの問題だ。

SD協議会は電通本社にほど近い中央区築地の雑居ビルに、ほとんど実体のない事務所を置いているが、この雑居ビルには、多くの政府の補助金事業の事務局が入っている。

たとえば、SD協議会と同じフロア（2階）に「商店街まちづくり事業事務局」。3階には「中心市街地再生事業事務局」「農商工連携等によるグローバルバリューチェーン構築事業事務局」「小売・ふるさと名物開発応援事業事務局」「商店街インバウンド促進支援事業事務局」……。

実はここに名前を挙げた事業は、すべて電通がその事務局を請け負っているのだ。

さらに、安倍政権が消費増税の経済対策として、総額約7750億円もの予算を計上してきたキャッシュレス決済還元事業でも「持続化給付金」と同じ構図の問題が浮上している。

6月6日付の朝日新聞によると、キャッシュレス決済のポイント還元事業の事務局を政府から受託した「一般社団法人キャッシュレス推進協議会」は、受託費の約93%にあたる約316億円で電通や野村総合研究所などに事業の大半を再委託。なかでも電通の再委託費は約307億円にものぼるという。

じつはこの「キャッシュレス推進協議会」については、3日の衆院経産委員会でも問題となっていた。

中小企業庁側は同協議会について「協議会の職員は16人。事務局として港区新橋に6フロア200人の体制を組んでいる」と説明。しかし、立憲民主党の川内博史衆院議員の調査によると、その新橋にある協議会の所在地は10平米くらいの大きさしかなく机が最大4つしか置けないレンタルオフィス。そのうえ、同協議会もやはりSD協議会と同様、法律で義務づけられている決算公告をおこなっていないことが判明している。

安倍政権が第1次補正予算で1兆6794億円も予算を付けて非難轟々となった経産省主導の「GoToキャンペーン」でも事務委託費が最大約3000億円にものぼるが、この事業も電通に委託する方向で経産省は動いている、という情報もあった。

実際、「GoToキャンペーン」委託先の公募は5月26日からはじまり、締め切りは6月8日までとなっていたが、広告代理店関係者の間では、5月下旬ごろから『すでに電通で決まっている』という噂が広がっていたのだ。

しかし、持続化給付金事業委託で批判が高まるなか、政府は事務局事業者の公募締め切り日である6月8日を待たずに募集をいったん中止し、事業者公募を観光や飲食といった分野ごとに担当省庁が個別に委託先の公募をやり直すと発表。だがこの異例の決定に、〝噂どおり、「GoToキャンペーン」の事務局委託は電通で決定していたものの、批判の高まりを受けて白紙に戻すため、姑息な公募やり直しを決めた〟との指摘がある。

電通が請け負う政府広報事業

こうしてみると、政府・官庁と電通との間には想像以上に根深い癒着構造があることがわかる。

持続化給付金をめぐっては、中小企業庁と前田長官と元電通の平川氏の関係が作用したことはもちろんだが、電通の異常な政府事業への食い込みには、もっと大きな背景がある。

それは、電通と安倍政権、自民党との癒着関係だ。実際、安倍政権下では経産省の補助金事業だけでなく他省庁の補助金事業、さらには「政府広報」でも電通への依存が急増している。

政府広報とは、内閣府政府広報室が手がける政府広報、すなわち宣伝、PR活動のこと。テレビCMや新聞・雑誌の広告、ラジオ番組、ネットなどのメディアを使い、国家の〝考え〟を国民に広く伝えるというものだ。

この予算が第2次安倍政権発足以降、どんどん増額され、2014年度には約65億円、2015年度には約83億円にまで膨れ上がった。事業仕分けによって政府広報費を削減した民主党政権時が約41億円だったから、この数字はその倍以上となる。

そして、この80億円を超える費用の約半分が、なんと電通に流れているのである。

その証拠もある。2016年、当時「生活の党と山本太郎となかまたち」に所属していた山本太郎参院議員は「安倍政権における政府広報費」にかんする質問主意書を提出。この質問主意書で山本氏は、政府広報費の約9割以上の金額を占める「啓発広報費」のうち積算内訳で約9割9分を占めているのが「雑役務費」だとし、電通にこの「雑役務費」がいくら支出されているかを質問。すると、政府の答弁書で驚きの金額が明かされたのだ。

なんと、「啓発広報費」の「雑役務費」として電通

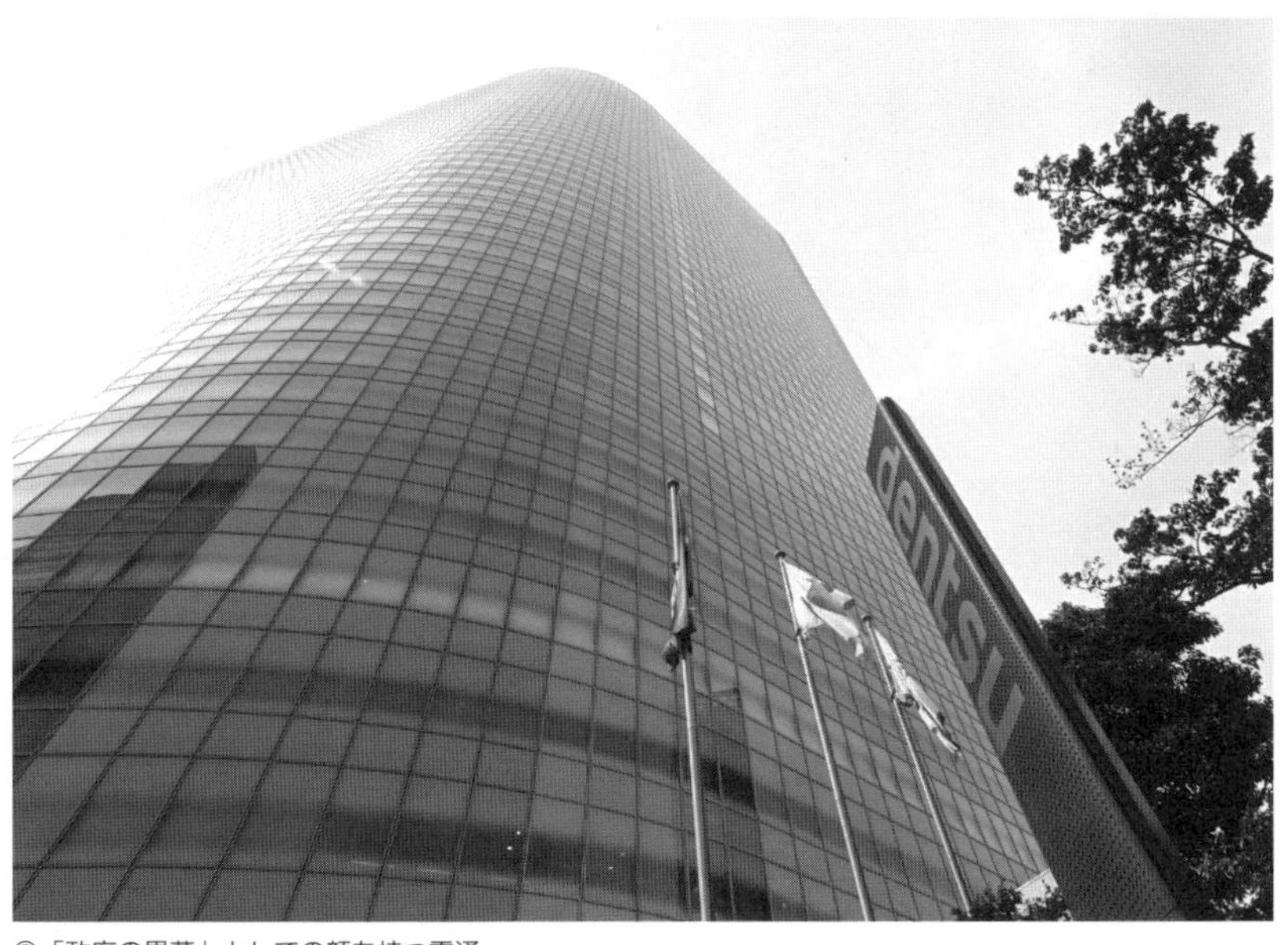

◉「政府の黒幕」としての顔を持つ電通

に支出されていた金額は、2013年度が約17億7248万2000円、2014年度が約30億8738万6000円、2015年度が約35億6348万6000円。さらに、全体のうち電通に支出された割合は、2013年度が約42％、2014年度が約50％、2015年度が約47％にものぼっていたのである。

安倍政権がここまで電通を厚遇し、その金をいろんなかたちで流しているのはなぜか。

政治評論家がこう語る。

「電通はいまや、〝安倍政権の情報操作部隊〟というべき存在です。自民党の選挙CM、広報はもちろん、ネットのSEO対策、情報操作なども多くは電通にやらせている。つまり、こうした一体関係の見返りとして、政府事業で巨額の利益を電通に配分しているのではないか」

自民党と電通の共生関係

実際、電通が長きにわたり自民党の選挙広報をほぼ独占状態で引き受けてきたことは有名だが、第2次安倍政権発足以降、その関係はただのクライアントと広告代理店のレベルではなくなっている。

自民党は下野以降、インターネットを使った情報戦略に力を注いだが、それを選挙に取り入れたのは電通だ。たとえば、社会学者・西田亮介氏の著書『メディアと自民党』（角川新書）によれば、２０１３年のネット選挙解禁も電通の主導だったという。

〈自民党のネット選挙の分析に携わったＩＴ系のある人物は、自民党のネット選挙対応の案件について、最初にコンタクトがあったのは２０１２年7月頃だったと振り返っている。ただし、そのコンタクトは自民党から直接行われたものではなく、電通から来たという〉

また、２０１３年の総選挙で自民党はネット対策の特別チーム「Truth Team」（Ｔ２）を立ち上げ、専門の業者に委託するかたちでTwitterやブログの書き込みなどを24時間監視。自民党に不利な情報があれば管理人に削除要請したり、スキャンダルなどネガティブな情報が検索エンジンに引っかかりにくくさせるための「逆ＳＥＯ」（検索エンジン最適化）までおこなったが、当時、自民党のデータ分析を担当していた小口日出彦氏は著書『情報参謀』（講談社）のなかで〈Ｔ２の元請けは電通だった〉と明かしている。

自民党の広報戦略に詳しい党関係者によると、ネット対策の「Ｔ２」はいまも毎年、電通に発注しているという。

「ほかにも、大きな選挙や対立する政治課題が持ち上がったときは、ＳＮＳ分析や対策などを電通にやらせている。たとえば、先の沖縄県知事選挙でも、電通が請け負って電通デジタルなどがＳＮＳ対策をやっていた。あのときは、玉城デニー知事をめぐってさまざまなデマ情報が拡散したが、これらのなかにも電通が仕掛けたものがいくつもあるはずだ。新型コロナでも、自民党の特設サイトをつくらせて、コロナ対策を自分たちの手柄にするような情報を発信している」

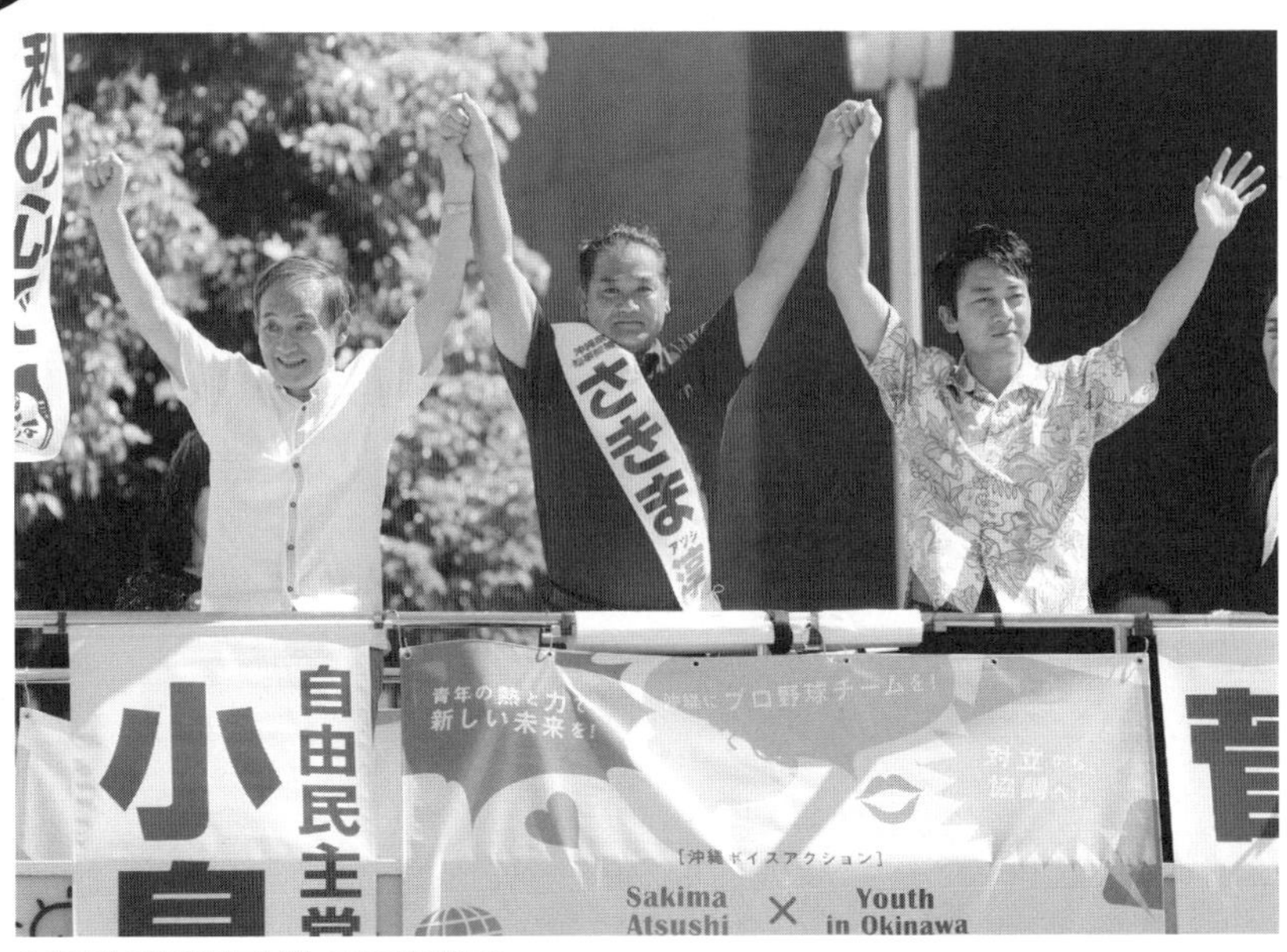

◉自民党の選挙戦には常に電通の影がある

メディアに横たわる「電通タブー」

しかし、不可解なことがある。これだけいろんなかたちで電通が安倍政権・自民党の情報操作に関わっているのに、その発注金額が少ないことだ。

たとえば、2018年分の政治資金収支報告書によると、自民党本部が「宣伝広報費」として電通ならびにその支社に支出した金額は合計6億1909万9607円。仕事量と比べると、この金額はいかにも安すぎるだろう。

もちろんこれは別名目で支出していたり、ダミー会社を間に挟んでいた可能性もあるが、今回、持続化給付金をめぐる巨額発注が発覚したことで、政界関係者の間では、ある疑惑がささやかれている。それは「電通に自民党の選挙対策や情報操作を安価でやらせる見返りに、政府の補助金事業や政府広報で巨額の発注をしているのではないか」という疑惑だ。

金額についてはもう少し検証が必要だが、いずれに

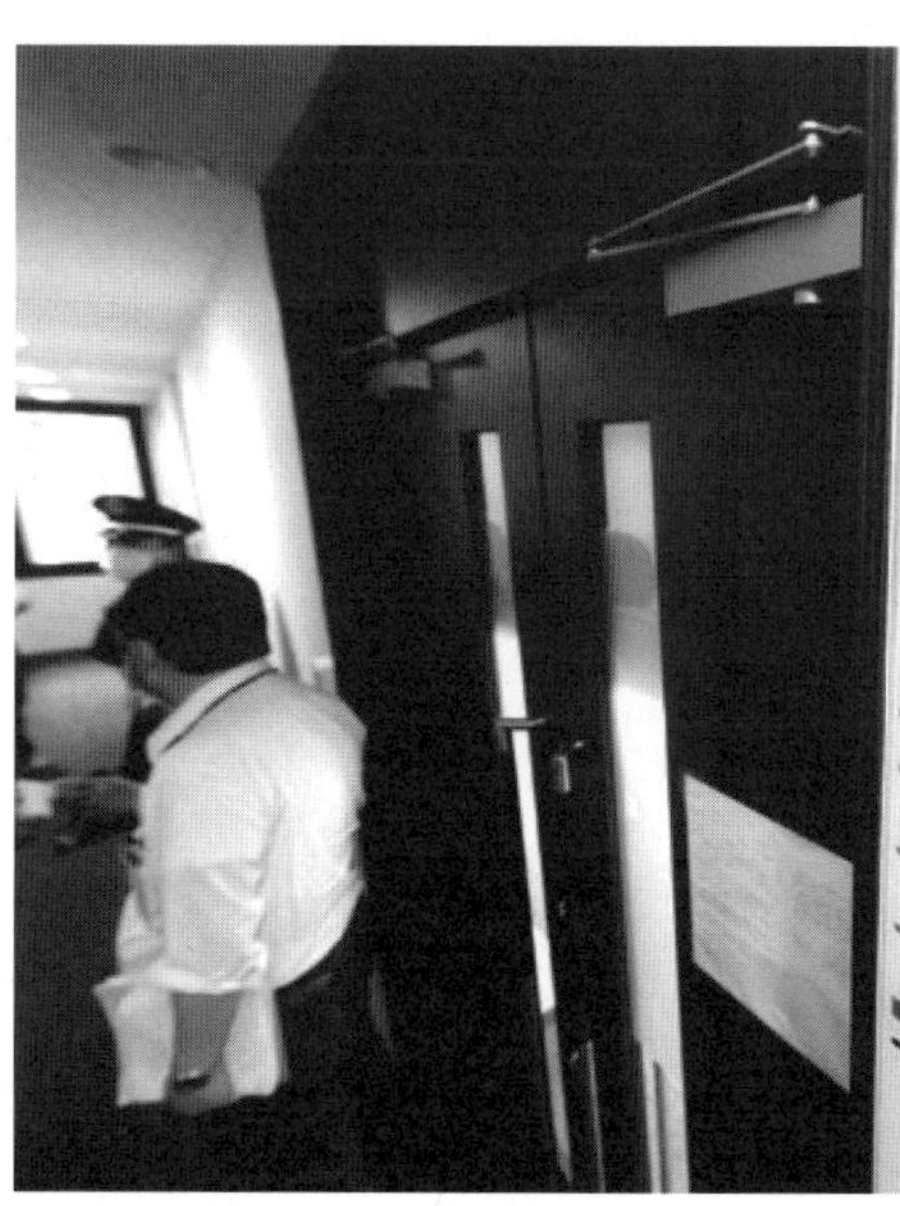
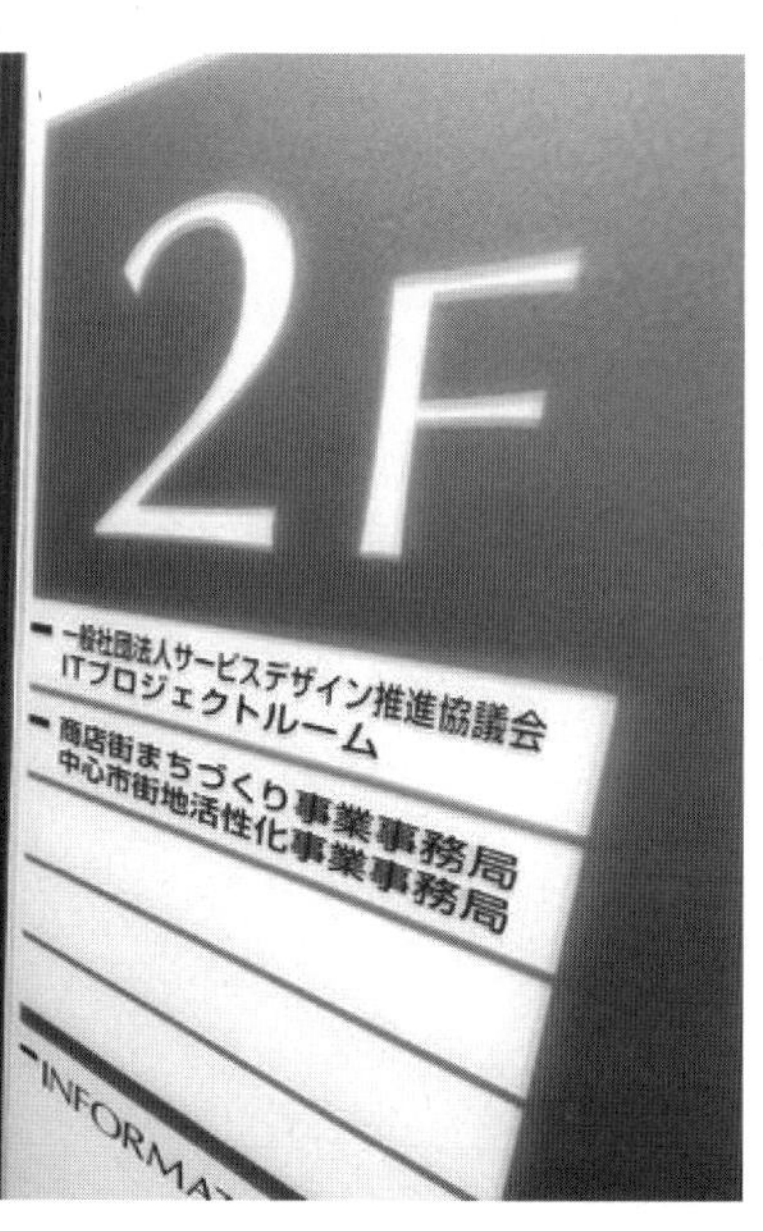

◉持続化給付金の支給はさらに滞る可能性も

しても、政権や自民党の広報、ネット情報操作をやらせている広告代理店に、一方で政府の税金を使った公的事業で甘い汁を吸わせるというのは、政治的公正さを著しく欠いた行政の私物化、不正行為としかいいようがない。

しかも、6月5日付のしんぶん赤旗によれば、電通は自民党に政治献金までしていたことが判明している。電通が自民党の政治資金団体「国民政治協会」にも毎年献金をおこない、その額は安倍政権下の２０１２～２０１８年の合計で３６００万円になること、さらに安倍首相が支部長を務める「自由民主党山口県第四選挙区支部」に２０１１年と２０１３年、２０１４年に各10万円ずつを献金していると伝えた。

まさに「ズブズブ」としか言いようのない、安倍政権と電通の関係。しかも、その癒着にわれわれの巨額の税金が横流しされているのだ。

しかし、マスコミ、特にテレビは黒川弘務検事長の賭けマージャン問題のときと打って変わって、この不正をほとんど掘り下げて報道しようとしない。

この問題を熱心に追及しているのは、週刊誌では『週刊文春』、新聞では東京新聞くらい。特にテレビはストレートニュースで野党合同ヒアリングの動きを伝えるくらいで、ワイドショーなどはほとんど取り上げていない。

これはどうしてなのか。その理由は、言うまでもなく電通がマスコミ最大のタブーだからだろう。広告収入に大きく依存するテレビ局にとって、電通はアンタッチャブルな存在であることは説明するまでもない。

実際、東京五輪招致をめぐる裏金疑惑と電通の関与について、テレビでは電通の名前さえ出すことに尻込み、ワイドショーはこの問題をほぼスルーした。それと同じことが、この問題でも繰り返されようとしているのだろう。

しかし、何度でも言うが、「持続化給付金」は早急な支給が必要だと叫ばれながら遅々として進まず、多くの人にとって死活問題となっているのだ。それにくわえ、新型コロナを食い物にするかのように、安倍政権に近い大企業である電通と経産省の癒着、さらには金が経産省や政治家に還流しているのではないかという疑惑まで出てきている。

ところが、このような重大な問題にもかかわらず、マスコミは電通というタブーに尻込みし、報道すらできないのだ。

この状況をみていると、この国のほんとうの巨悪はこれからも温存され続けるのではないか。そんな気がしてならない。

▼「死者数が圧倒的に少ない」説への疑念

「遺体検査」「超過死亡数」……各種データが物語る見逃された「コロナ死者数」

「日本はコロナによる死者数が極めて少ない」――だが、そのデータはどこまで信じられるのか。検証が進むにつれて出現したデータが示す「不都合な真実」。

文＝リテラ編集部＋コロナ問題特別取材班

2020年4月の超過死亡

	4月超過死亡	増加率	コロナ死亡
千葉県	683人	15.0%	45人
埼玉県	736人	14.4%	51人
大阪府	866人	12.7%	86人
東京都	1056人	11.7%	314人
愛知県	565人	10.7%	34人
福岡県	437人	10.6%	32人
神奈川県	644人	10.2%	90人

◉過去4年間の4月の死亡者数平均との差。コロナ死亡は6月14日までの累計。

日本の死者数はどこまで信用できるか

ＰＣＲ検査数が異常に少なく、感染実態がまったくつかめていないことを批判されてきた日本だが、そのたびに政府や御用メディアが主張してきたのが「感染者数の正確性は必要ではない。日本は死亡者が少ないのだから、いまのやり方で成功している」という意見だった。

安倍首相も同様の主張をしばしばしていた。たとえば5月14日の会見では「我が国の人口当たりの感染者数や死亡者数は、Ｇ7、主要先進国の中でも圧倒的に少なく抑え込むことができている。これは数字上明らかな客観的事実です」と胸をはった。

さらに同月25日の会見ではさらにエスカレート、自信満々にこう宣言した。

「日本の感染症への対応は世界において卓越した模範である。先週金曜日、グテーレス国連事務総長は、我が国の取り組みについて、こう評価してくださいました。我が国では、人口当たりの感染者数や死亡者数を、Ｇ7、主要先進国のなかでも圧倒的に少なく抑え込むことができています。これまでの私たちの取り組みは確実に成果を挙げており、世界の期待と注目を集めています」

たしかに、日本は、表向き、新型コロナ感染症による「人口あたりの死亡率」が各国と比較して極端に低く、「死者数を感染者数で割った死亡率」もヨーロッパと比べて低水準というデータが出ている。

しかし、これはそのまま鵜呑みにできる数字なのだろうか。というのもコロナ拡大にともないこんな指摘がされていたからだ。

「日本は死亡者へのＰＣＲ検査をきちんとしていない。コロナによる死亡者は発表の数字よりもっとたくさんいる」

さらに「コロナの感染疑いがあるのに、ＰＣＲ検査がされないまま火葬されている遺体がたくさんある」という噂も流れていた。

「CT全員検査説」のウソ

もっとも、こうした批判に対し、安倍首相は3月28日の会見でこう強弁、反論していた。

「たとえば、死者の数は、PCR検査の数が少ないけども死者の数が多いということではありません。では、死者の数、肺炎で亡くなっている方が実はコロナではないかとおっしゃる方がいるんですが。コロナウイルスの場合は、専門家の先生たちがこれはみんな、私も確認したんです」

「肺炎で亡くなった方については、基本的に肺炎になって最後はCTを必ず撮ります。CTにおいて、間質性肺炎の症状が出た方は必ずコロナを疑います。必ず。そういう方については、これ、必ず、だいたいPCRをやっておられます」

また、〝官邸の代理人〟の異名をもつ政治ジャーナリスト・田崎史郎もこの安倍発言を補強すべく、4月6日放送の『モーニングショー』で、「肺炎で亡くなった人のことをあとでCT検査をして、コロナかどうかいちいち判断している」「全部やっているんですよ」などと強弁していた。

しかし、これらは素人が聞いてもインチキであることがわかる。

そもそもCTのない場所で死亡する患者もいるのだから、肺炎になっている人が全員、CTを撮るとはかぎらない。しかも、いまは、助かる見込みのある重症者に対してすらPCR検査をしていないのだ。それが間質性肺炎の死亡者全員にPCR検査を完璧に実施しているなんてありえないだろう。

厚労省結核感染症課の担当者は、毎日新聞の取材に対して、「生前に新型コロナウイルス感染症の病状があった遺体などについては、医師が感染症法に基づき、地域の保健所を経由して都道府県知事に届け出る義務があります。公表している死者数と実際の死者数が乖離しているという状況はあり得ません」と答えていたが、一方で「誤嚥性肺炎なども含め、すべての肺炎患者の方の遺体をPCR検査しているわけではありません」とも述べている。

これはつまり、医師が一般的な肺炎と判断すれば、スルーされてしまうということではないか。

テレビにも出演している感染症の専門家も、われわれ編集部の取材に対しこう話していた。

「間質性肺炎の死亡者を全員、PCR検査しているとは信じられない。実際は、新型コロナによるものなのに、病院が届け出せず、肺炎による死亡として処理されているケースもあるはず。来年、統計を見たら、それがわかるんじゃないか。肺炎が死因で亡くなる人は毎年、9万人ほどだが、今年はそれが突出して増えている可能性もあると思う」

NHKが報じた「グレーゾーン遺体」

実際、その後「コロナの疑いがありながら検査をしていない死亡者」の存在は徐々に明らかになっていった。そのひとつが4月17日放送の『おはよう日本』(NHK)で取り上げられた、葬儀業者に運ばれている「グレーゾーン遺体」の問題だ。

番組ではまず、「グレーゾーン遺体」を「PCR検査を受ける前に肺炎で死亡し、感染が疑われるなかで運ばれる遺体のこと」と説明。

そのあと「葬儀会社は深刻なリスクに手探りの対応を迫られている」という解説で、福岡市内の葬儀業者が実名・顔出しでVTRに登場し、こう口を開いた。

「病院の方から『ひょっとしたらコロナ感染している可能性がありますよ』というふうに告げられたご家族様からのお電話だったんですね」

ようするに、コロナ感染が疑われながらPCR検査を受けていないまま、搬送されてくるグレーゾーン遺体があるという証言である。

さらに番組では、病院から仲介業者を通じて葬儀業者に依頼されたメモが映し出されたが、そこにはこんな文言が書き連ねられていた。

〈コロナ疑い　福岡市の方　検査はしてない　検査して陰性の場合―受け入れOK　陽性の場合―上司に確

認〉

番組ではこのメモの画像に「コロナウイルスに感染している可能性があるものの、PCR検査を受けておらず陽性か陰性かわからないという内容でした」というナレーションをかぶせていたが、たしかにこれも「グレーゾーン」遺体の存在を物語る証拠と言っていいだろう。

このケースでは、葬儀会社は病院や保健所に相談しPCR検査を行ったうえで遺体を搬送するよう要請したというが、そうした対応をしないまま、荼毘に付されてしまう遺体も少なくないと考えて間違いない。

実際、番組のスタジオでは、医療関係者の声として「遺体へのPCR検査は救命を優先する観点から限界があるほか、遺体への検査というのは遺族から要望があることが原則で、病院側が検査を勧めたり、独自に検査を行うことはない」という決定的な証言も紹介された。

いずれにしても、この番組で〝新型コロナ感染の疑いがありながらPCR検査を受けていない遺体〟が歴然と存在するという事実が明らかになったといっていいだろう。

「遺体」が語る真実

さらにもうひとつ、コロナによる死亡者見逃しを決定的にする専門家の調査結果も明らかになった。

解剖医が新型コロナ感染が疑わしいと判断した死亡者でも、保健所などから検査を拒否されてしまうケースが多数あることを「日本法医病理学会」が発表したのだ。

「日本法医病理学会」は死亡者の死因を調べる法医学や病理学の大学研究者が多数参加している団体だが、4月中旬、全国の解剖医を対象に「法医解剖、検案からの検体に対する新型コロナウイルス検査」というアンケートを実施。解剖もしくは検案の際に、新型コロナ感染が疑われた場合、どう対応したかを調査した。

すると、保健所などに検査を申し入れたにかかわらず拒否されたという件数が、なんと12件にものぼっていたのだ。

アンケートに回答したのは26機関。死亡者のＰＣＲ検査を実施したのは保健所９件、その他の検査機関２件の11件。一方、拒否は前述したように、保健所の12件だから、検査した数よりも保健所から検査拒否にあっていた数のほうが多かったのだ。

また、アンケートでは具体的な拒否の状況についての説明もあったが、その中身も信じがたいものだった。「日本法医病理学会」の公式ＨＰから抜粋して次に紹介したい。

【2月中旬　男性　60代】

各種臓器の検査を国立感染症研究所に相談したところ、咽頭ぬぐい液で陽性が出てから応需するとのことで断られた。その後咽頭ぬぐい液の相談を保健所にしたところ断わられた。

【3月中旬　男性　60代】

検案医がウイルス性肺炎疑いと判断し、帰国者・接触者相談センター経由で保健所に連絡するも検査は断られたが、後日、捜査機関が保健所から事情を聞いたところ、今後は、できるだけ対応するとの回答が得られた。

【4月上旬　60代　男性】

独居者．自宅で死亡発見。関係者の証言から，数日前から微熱があったことから、保健所に相談したところ，濃厚接触が明確でないことから検査対象ではないとのことであった。（原文ママ）

【4月上旬　80代　男性】

検体採取前の相談で断られた。

【4月上旬　70代　男性】

検体採取前の相談すらできなかった。

【4月上旬　30代　男性】

某病院入院患者。病院内で数名の陽性者が出ていた。死因はコロナは否定的なので、診断のためではなく、検視や解剖で病院関係者や遺体と接触した者への感染拡大を懸念しての検査だが断られた。

検査されていない遺体

この「日本法医病理学会」の解剖医アンケートでは、具体的な事例以外でも、保健所が検査に積極的でないことを証言しているコメントがいくつもあった。

〈保健所から疑いが強いもののみにしてほしい、検体は1個のみと言われている。民間検査会社から死体は受けないと言われている。某大学病院で検査受け入れ可能か問い合わせ中。〉

〈CTで肺炎像を確認したので依頼した。保健所より「厚労省が一定以上の条件が整わないと検査をしてくれない」との話があった。〉

〈一般的には「死体は検査してもらえない」という認識が広まっている。〉

ここからは、解剖医の間に「死体は検査してもらえない」という認識が広まり、諦めムードさえ漂っていることがうかがえる。解剖医が最初から保健所に検査を依頼しなくなっているケースも出てきている。

しかも、問題はこの数字や実態が、「解剖医」のアンケートであることだ。解剖医は変死や異状死の死因を解明する専門家であるため、死因を厳密に特定する必要がある。にもかかわらず、保健所から検査を拒否され、「死体は検査してもらえない」という認識が広まっているのだ。

多くのパターンは解剖医まで行かない段階で臨床医が死因を判断するのだが、その場合は当然、解剖医などより死因の特定のハードルが低い。だとしたら、全体では何百倍の死亡者検査拒否、検査諦めがあると考えるのが普通だろう。

「超過死亡数」が示す隠れコロナ死

6月に入ると決定的といえる数字も出てきた。それは、「超過死亡」の数だ。

「超過死亡」とは過去の同月の平均死亡者数と比べて、

超過した人数のこと。それが過去4年間の平均死者数に比べ、今年4月、東京都の死亡者数は平年の平均より15%、1056人も増加していたことがわかったのである。

いや、4月の「超過死亡」が異常な増加を見せたのは東京都だけではなかった。

大阪府866人(12・7%)、埼玉県736人(14・4%)、千葉県683人(15・0%)、神奈川県644人(10・2%)、愛知県565人(10・7%)、福岡県437人(10・6%)……。緊急事態宣言が出された7都府県、つまりコロナ感染が拡大した地域では、過去4年平均比で軒並み10%以上の増加が確認されているのだ。

ちなみに今年(2020年)はインフルエンザの流行もなく、自殺者も例年より少なかった。にもかかわらず、これだけ死者が増えたのである。しかも、それはコロナ感染が拡大している地域に顕著に表れている。

もはや「超過死亡」の中に、PCR検査で感染が確認されていないコロナによる死亡者が相当数いることは誰も否定できないだろう。

たとえば、4月の東京都における新型コロナの死亡者数は104人と報告されているが、死亡者は例年より1000人も多かった。そのすべての死因がコロナではなかったとしても、コロナによる死亡者数が発表の数倍いるというのはほぼ間違いない。

安倍首相が強弁していた「日本の死亡者数は正確」というのはやはり真っ赤な嘘だったのである。

政府が検査体制を整えようとせず、御用メディアや医療専門家に検査不要論を喧伝させたことで、状況は全く改善されず、感染者数だけでなく、死亡者数すらはっきりつかめない状況がうまれてしまったのだ。

その結果、感染を広げ、重症・死亡者を増やしただけでなく、いま、第2波に効果的な対応をするためのデータ分析ができない状況に置かれている。

加藤厚労相はここにきてようやく「超過死亡」の実態を検証することを明らかにしたが、今度こそ、保身のためのデータ隠蔽や歪曲をせずに、コロナによる正確な死亡者数を検証してもらいたい。(文中敬称略)

▼検査受けられず死亡――「人災」の構造

罪深きは「加藤勝信厚労相」命を奪った「PCR抑制」と「発熱4日ルール」の罪と罰

唐突なルール変更の背後にあったものは何だったのか。PCR検査抑制を目的とした「発熱4日ルール」を決定し、その責任を認めない政治家の大罪。

文＝リテラ編集部＋コロナ問題特別取材班

受診・相談の目安の主な変更点

これまで（2月17日発表）	■風邪の症状や37.5度以上の発熱が４日以上続く ■高齢者ら重症化リスクがある人で風邪の症状や37.5度以上の発熱が２日程度続く ■強いだるさ、息苦しさがある場合はすぐに
新しい目安	■比較的軽い風邪症状が続いたらすぐに（４日以上は必ず） ■重症化リスクがある人、妊娠中の人はすぐに ■息苦しさ、強いだるさ、高熱など強い症状のいずれかがあればすぐに

●取り下げられた「発熱４日ルール」だが、その罪はあまりに重い

岡江久美子もルールの犠牲に

後手後手に回った政府のコロナ感染対策だが、なかでも最大の障害、失策といえるのが「4日間の観察経過」、いわゆる〝4日ルール〟ではないだろうか。

これは2月17日、厚労省が「帰国者・接触者相談センター」に相談できる目安として、「風邪の症状や37・5度以上の発熱が4日以上続いた場合（高齢者や妊婦、基礎疾患のある人については2日）」、または「強い倦怠感や息苦しさがある場合」と発表したもの。

この目安がPCR検査抑制の要因となり、検査を受けたくても受けられないケースが続出。重症化、死亡の大きな原因となった。

実際、4月24日に訃報が伝えられた女優・岡江久美子も、この〝4日間縛り〟の犠牲者だった可能性がある。

岡江は4月3日に発熱したものの、医師から「4～5日様子を見るように」と言われ自宅で療養していた。

ところが、発熱から3日後の6日朝に容体が急変。緊急入院し集中治療室で人工呼吸器を装着するなどの治療がおこなわれ、その後、PCR検査で感染が確認されたが、入院2週間後の4月24日に死去した。

つまり、厚労省が2月17日に示した「37・5度以上の発熱が4日以上続いた場合」（高齢者や妊婦、基礎疾患のある人については2日）という政府の「相談・受診の目安」に縛られて、検査ができなかった結果、手遅れになった可能性がある。

当時、舛添要一元東京都知事はツイッターで〈発熱してすぐにPCR検査をしていたら手遅れにならなかったのにと思うと残念だ。医療崩壊などの間違った理由をつけてPCR検査をサボってきた政府の責任は重い〉と指摘していたが、まさに正論だろう。

3月29日に死去した志村けんも同様だ。志村は結局、感染経路が判明しておらず、無症状者もしくは軽症者から知らないうちに感染した可能性が高い。もし〝4日ルール〟がなければ、もっと早く治療を受けられたかもしれないし、広くかつ迅速にPCR検査が行われていれば、そもそも志村は感染しなくて済んだかもしれない。

もちろん〝4日ルール〟の犠牲者は著名人だけではない。たとえば東京の80代の男性は2月9日に体調を崩し、13日に入院、18日にコロナ感染が判明したが25日に死亡している。

また4月21日、埼玉県で新型コロナウイルスに感染していた50代男性が自宅待機中に死亡している。この男性は11日に発熱などを訴え、16日に陽性判定されたが、軽症者として自宅待機中だった。しかし20日夜、容体が悪化、翌21日には入院予定だったが、それ以前に急変し死亡が確認されたものだ。

「見殺し例」が全国で続出

埼玉県では70代の男性も死亡している。男性は4月6日に発熱したが、検査で陽性と判定されたのは9日になってから。さらに自宅待機中の14日に容体が悪化して死亡している。

東京で単身赴任中の56歳男性の死亡例もそうだ。4月3日に発熱したが、保健所の電話すらつながらず、PCR検査を受けられたのは6日後。その結果も出ないまま､孤独死したという（毎日新聞「医療プレミア」報道より）。

さいたま市の63歳の男性のケースも同様だ。朝日新聞デジタル（4月23日）によると、男性は3月23日、発熱し、近くの診療所にかかったが、翌日も熱が出たため、「県民サポートセンター」に電話したが「検査は37度5分以上の熱が4日続いた場合」と言われたという。5日目も38度台の熱があったので電話すると「肺炎の症状が必要」といわれた。

その翌日、所属する団体の仲間3人が新型コロナと診断されたが、男性は「濃厚接触者」と認められず検査は受けられなかった。その後も38度台の熱が続き、4月4日にX線検査で肺炎が確認された。医師が保健所に検査を依頼したが「安定しているので検査はしない」と告げられたという。（朝日新聞デジタル4月23日）

幸いにもその後男性は回復に向かったというが、S

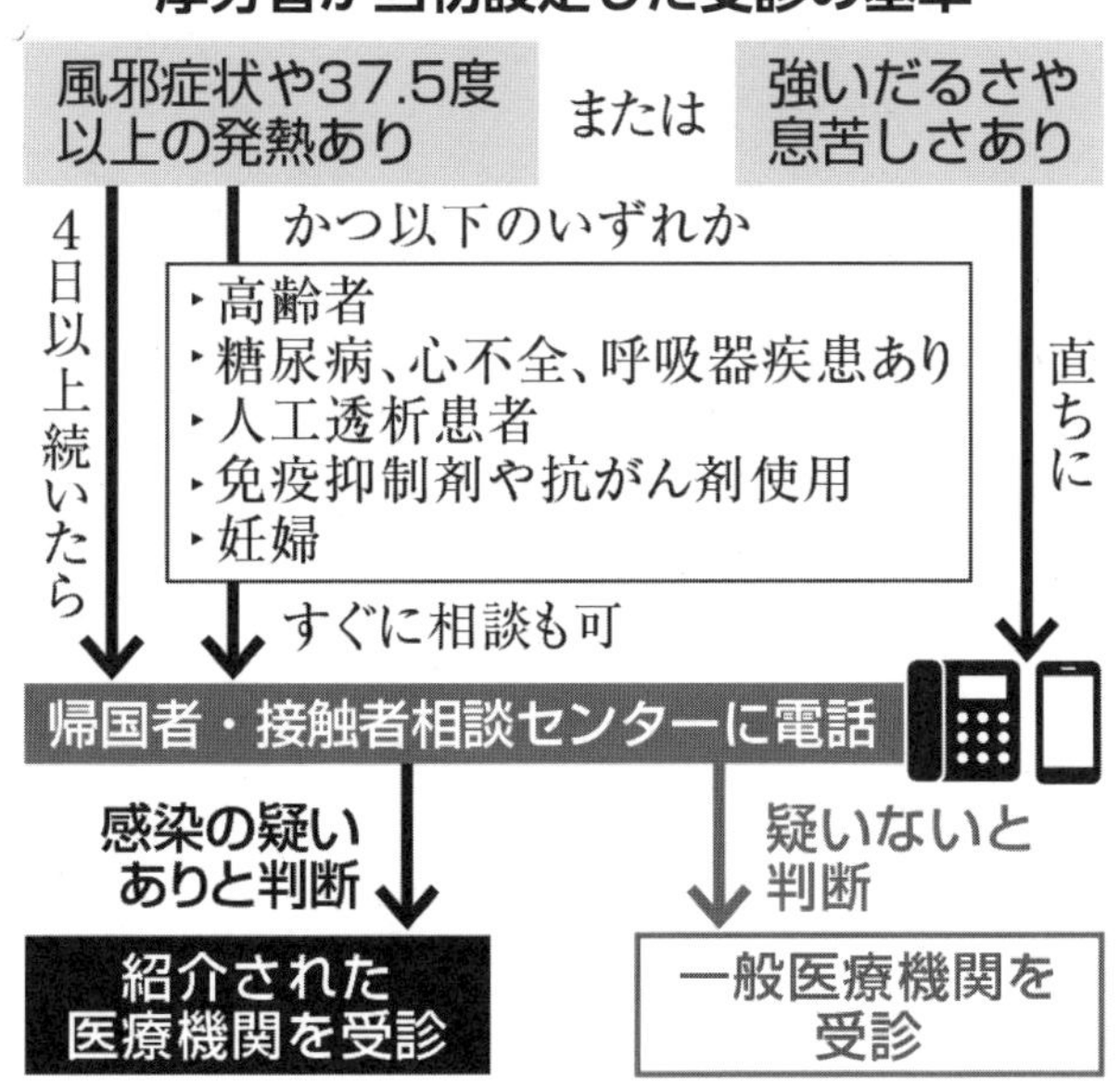

NSなどでも、発熱があるのに〝4日ルール〟で検査・受診できなかったケースは多数報告されていた。厚労省による〝4日ルール〟によって、受診が遅れ、さらに検査ができなかった結果、重症化したり、手遅れになった犠牲者が数多く存在したのだ。

国民を唖然とさせた「ルール変更」

こうした状況に国民から厳しい批判の声が上がり続け、厚労省もようやく重い腰を動かした。

まず、4月22日、専門家会議が受診について新たな目安を公表。「肺炎が疑われるような強いだるさや息苦しさ、高熱等がある場合や、高齢者、基礎疾患のある人」にかんしては「4日を待たず、場合によってはすぐにでも相談」と変更した。

続いて、5月11日には目安から「4日ルール」の記述を削除してしまった。

だが、唖然としたのは、4月22日の会見で記者から〝2月に出された「受診の目安」とどう違うのか〟と

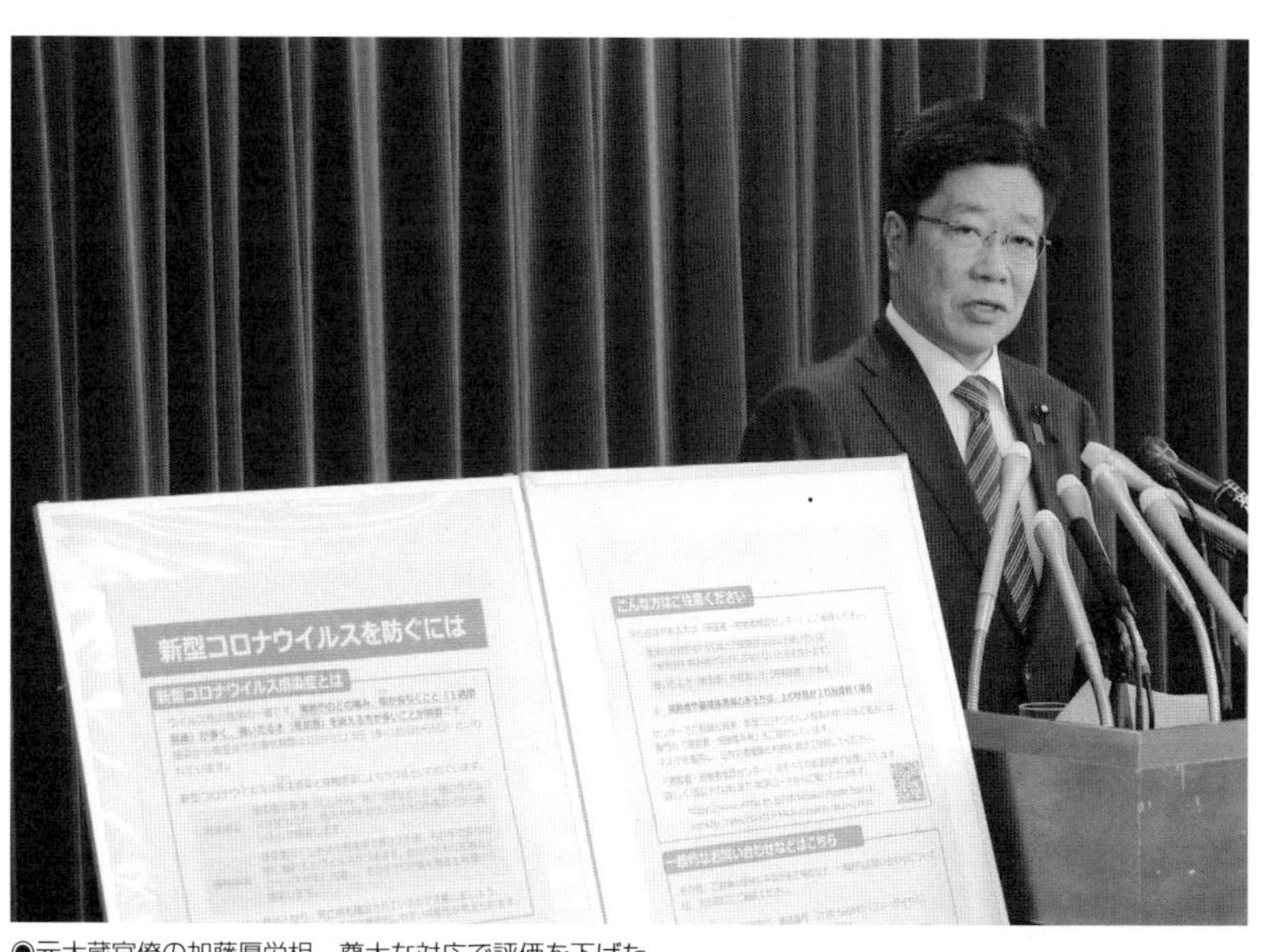

◉元大蔵官僚の加藤厚労相。尊大な対応で評価を下げた

質問が出た際、政府の専門家委員会メンバーでもある釜萢敏（かまやちさとし）・日本医師会常任理事から耳を疑うような発言が飛び出したことだ。

「2月のときに目安が出ましてですね、『受診の日安』に対しては、とくにいまいつもと体調が違うということに対して、『4日間経過を見てください』というようなメッセージというふうに取られたんですが、それはあの、そうではなくてですね、体調が少し悪いからといってすぐみなさん医療機関を受診されるわけではないので、少しいつもと違うという症状が続いた場合には、少なくとも4日も続くというのであれば、普段はあまり受診をされなくても、今回にかんしてはぜひ相談していただきたい、まず電話で相談をして、そしてその相談の結果、受診が必要になれば医療機関を受診していただきたいと、そういうことでありました」

「は？」と目がテンになった人も多かったはずだ。いままでさんざん「37・5度以上が4日以上」と喧伝され、「いま相談センターに電話をしても受診も検査もしてもらえない」と諦め、高熱でも不安に怯えながら連絡を控えてきた人は山ほどいるはずだ。それを、当の政府の専門家会議メンバーが「『4日経過を見て』なんて言っていない、『普段は受診しない人も風邪症状や熱が4日も続くなら相談して』という意味だ」と主張しはじめるとは……。

無論、この釜萢理事の発言は波紋を呼び、翌4月24日放送の『羽鳥慎一モーニングショー』（テレビ朝日）でも、玉川徹がこのように指摘していた。

「専門家会議のメンバーからですね、〝『4日間様子見ろ』なんてことは言っていない〟なんてことが出てきているんですね。ずっと我々、『4日間様子見る』というふうな話を番組でも伝えてきたんですけども、『いや、そういうふうに4日間経過を見てくださいというメッセージにとられたんだけど、そうじゃなくて』って、いまになってそういう話が出てきているんですよ。一体これ、ちょっとどういうことなのかなと。ここも検証しなきゃいけない部分だなと私は思っています」

また、タレントの麻木久仁子も4月24日にツイッターで、

〈怒りしかない。もし本当にそうならば、何故今の今まで黙っていたのか。『違う運用』が行われていたのは誰の目にも明らかだ〉

〈志村けんさんがなくなったのは3月29日。一生懸命頑張ってます、は免罪符にならないからね。『専門家』という存在に対する信頼性が毀損されかねない言いようです〉

と批判した。

こうした怒りの声は当然だろう。〝そういうつもりはなかった〟という釜萢理事の発言は、責任逃れの詭弁でしかなかったからだ。現に、今回の新たな目安の公表に際し、専門家会議が作成・配布した資料でも、〈重症化リスクの高い人・妊婦〉の場合は〈4日を待たず、場合によってはすぐにでも相談〉とはっきり書かれている。「4日待て」と言ってきたから、わざわざ〈4日を待たず〉と目安を更新させたのではないか。

また、何より明らかなのは、行政が実際に、4日以上高熱が続かないと検査しないというふうに運営してきたことだ。厚労省の〝4日縛り〟ルールは公式HP

にも掲載されていたし、コロナ感染が拡大しつつあった3〜5月、多くの人が「帰国者・接触者相談センター」や保健所、医療機関などからPCR検査を拒否されていたのは事実だ。高熱や息苦しさがあるにもかかわらず、保健所の窓口で「4日間、様子をみてください」「まだ1日足りない」などと言われたケースは数多くある。

それを今ごろになって「経過を見ろなどといっていない」とは、無責任にもほどがあるだろう。

「我々から見れば誤解」

しかし、もっと呆れたのは加藤勝信厚労相だ。厚労省は5月6日に〝4日ルール〟の削除検討を発表したのだが、その翌々日の5月8日、会見で〝4日ルール〟をしいてきた責任について問われた加藤厚労相はこう言い放った。

「目安ということが、相談とか、あるいは受診の一つの基準のように……。我々から見れば誤解でありますけれど」

つまり、4日ルールは自分たちの責任ではなく、あくまでも国民や医療機関、保健所が「誤解」していたにすぎないと言うのだ。

しかも、加藤厚労相はこの日、会見前に行われた厚労委員会でも、こんなふうに強弁していた。

「この『受診・相談の目安』は検査機関に対するものではまったくございません。これは従前から申し上げているとおりであります。国民のみなさんに『そうした状況になったら必ず受診をしてくださいね』と。そして当時、2月の当初はですね、新型コロナウイルス感染症はいったいどういった症状をもたらすのか、ま、必ずしもわかっていませんでした。国民のみなさんもわかっていなかった。しかも当時は2月ですから通常の風邪、あるいはインフルエンザ等の他の疾患もありました。そうしたなかで『ま、風邪だから』ということで待つのではなくてですね、4日続くのであれば、これは新型コロナウイルスの疑いがあるので受診したり相談してください。そういう趣旨でつくったものなんです」

加藤厚労相がこの「相談・受診の目安」を公表した2月17日の会見では、「4日以上待たないで必ず受診して」などとはまったく口にしていない。だからこそ、相談センターに電話しても「4日経っていない」などと撥ねられ、さらには4日以上経っていても検査を断られるケースが続出したのだ。

政府主導で決定された「4日ルール」

だが、加藤厚労相は、この〝4日ルール〟は「検査機関に対するものではまったくない」と主張し、「弾力的に総合的に判断してくださいということも幾度となく申し上げてきた」と答弁したのである。

相談センターや医療機関が勝手に〝4日ルール〟で運用し、何度も弾力的に判断しろと言ったのに、言うことをきかないだけ――。厚労大臣がこんな責任転嫁や言い訳を繰り返している時点で、もはや大臣失格、辞任に値する発言としか思えないが、さらに問題なのは、この〝4日ルール〟は、専門家会議というより加藤勝信厚労相が主導して決定し、発表した形跡があることだ。

安倍首相が専門家会議を設置したのは、国内初の感染者が確認されてから約1カ月後の2月14日、初会合が開かれたのは同月16日。その翌日の17日、加藤厚労相が記者会見で「風邪の症状や37・5度以上の発熱」「強いだるさや息苦しさがある」といった症状が4日、重症化のリスクのある人は2日続いた場合という「相談・受診の目安」を発表した。

時系列だけを見ると、これは前日の専門家会議の初会合で決定され、それを加藤厚労相が発表したかに見える。実際、専門家会議の冒頭で安倍首相は「国民のみなさまにわかりやすい受診の目安の作成などについて議論をお願いしたい」と述べ、この初会合の議事概要には〈普通の風邪だと症状のピークは3~4日だが、新型コロナウイルス感染症では7~10日でも治らない。〝普通の風邪〟とずれていると気づけるような内容があるといい〉〈風邪の症状があれば自宅で安静にして、症状が長引けば相談センターに連絡してもらうという流れが望ましい〉といった意見が記載されている。

しかし、この初会合の結果を伝えた読売新聞によると、じつは初会合では、〈受診や相談の目安を示す予定だったが、専門家の間で議論がまとまらなかった〉というのだ（2月17日付）。

専門家会議で異論が出たにもかかわらず、政府がPCR検査を抑え込むために押し切ったのではないか。

実際、加藤厚労相は同日の会見で、目安について、専門家会議の正式な見解という言い方をせず、「最終的に専門家の座長と相談してこういう数字を決めさせていただいた」と説明していた。

共産党・小池議員の追及

では、議論がまとまっていなかったというのに、なぜ、加藤厚労相は異論を抑えて、2月17日に目安を発表したのか。

それは、PCR検査を抑え込むため、PCR検査体制の整備が間に合っていないことをごまかすために押し切ったのである。

実は、そのことはかなり早い段階で、ほかでもない政府専門家会議の幹部の口から明らかになっている。

尾身茂・副座長が〝4日間ルール〟の本当の理由を明らかにしたのは、3月10日の参院予算委員会公聴会でのこと。日本共産党の小池晃参院議員からの質疑に応じたなかで飛び出たものだ。

小池議員はまず、「37・5度4日間は自宅で経過観察」という政府の基本方針について、こう疑問を呈した。

「とくに高齢者にですね、『37・5度4日間は自宅で経過観察』、これは、肺炎に移行するような重症の患者さんを見落とす危険性はないんだろうか。こういう対応でいいんだろうか」

尾身副座長は、政府の基本方針にも一応「高齢者や基礎疾患のある人については2日」とあることを説明したうえで、「それは我々も政府も説明すべきだったと思います」と説明不足を認め、さらにこんな見解を示した。

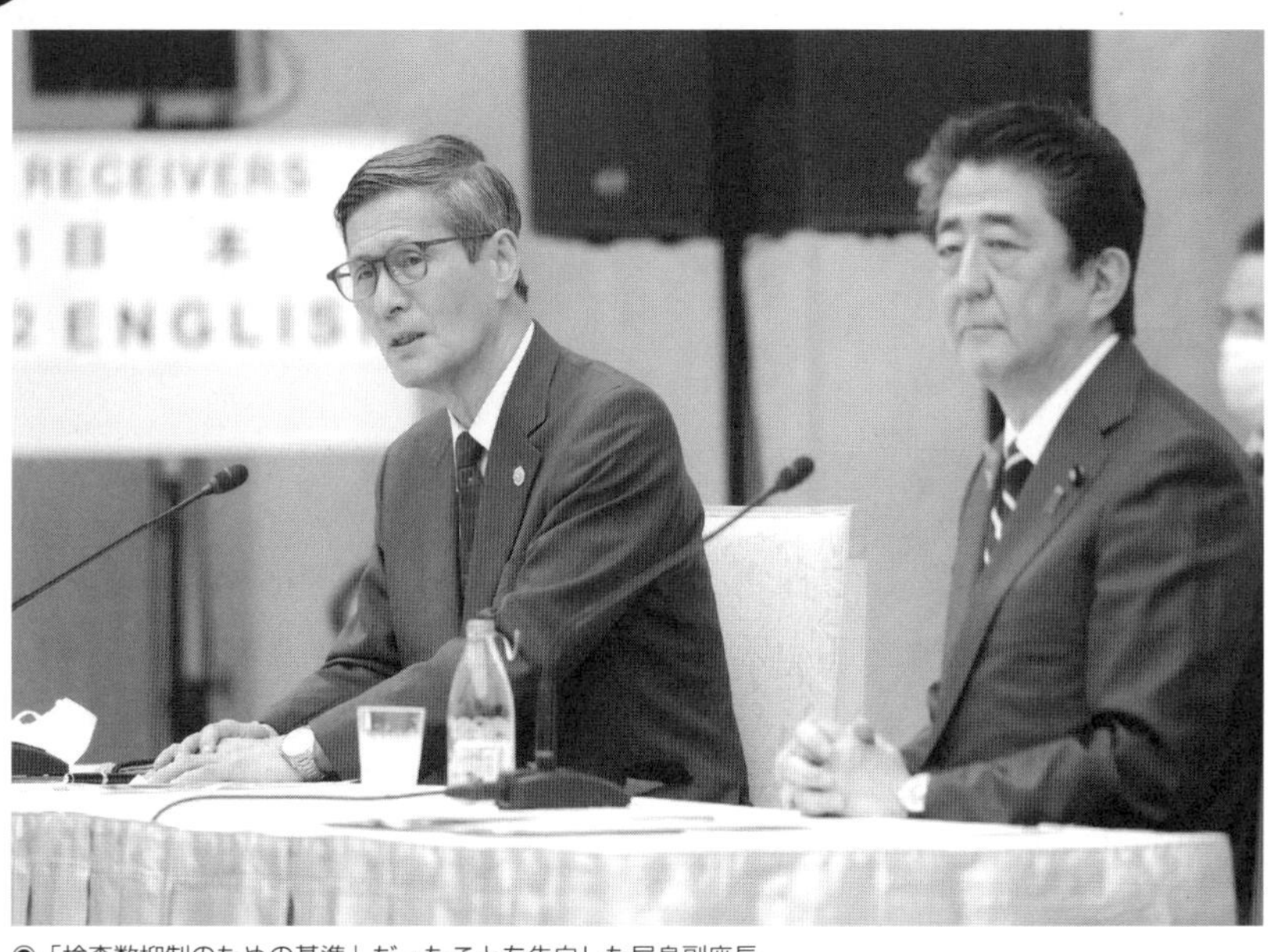

◉「検査数抑制のための基準」だったことを告白した尾身副座長

「もっと言えば、私個人的にはもう初日でもいいと思います」

「高齢者対策は肝ですので、高齢者については4日じゃなくてもっと前にして。さらに症状でとくに『だるさ』というのが今回の特徴と、初日から『息切れ』だとか『息の速さ』、こういうものについては初日から」「高齢者はほっといたらもっと悪くなる、早めにやるというのは、大賛成です」

専門家会議の副座長を務める尾身が、高齢者については、政府の基本方針にある「4日」あるいは「2日」ではなく、初日から受診・検査するべきだと明言したのである。

尾身副座長の「告白」

さらに小池議員は元臨床医としての視点からも、「4日あるいは2日、自宅で経過観察」という基本方針は撤回すべきだと提案した。すると、撤回を迫られた尾身副座長は、こう吐露したのだ。

「これは、実は、私自身は、臨床家の先生を交えてこの議論をずいぶんしたのですが、実は、実態としては、当時まだＰＣＲ検査のキャパシティが（少ない）、という現実的な問題も当然考慮しました」

「机上の空論だけをしていても、実際的なレコメンデーションになりませんので、それで、当時のキャパシティを考えると、いま言ったようなことで、もちろん、これからいろんなデータが出てきたり、キャパシティの問題で、先生おっしゃるように、少しアジャストするという、検討するということは、みんなで考えてはみたい」

本当は「初日から受診すべき」だが、「ＰＣＲ検査のキャパシティ」の問題で、「4日あるいは2日、自宅で経過観察」という基準にしたというのである。

さらに小池議員が「尾身公述人、キャパシティを広げるべきだということは、公述人もおっしゃってるんですね。いまの段階からＰＣＲ検査拡大していくと、ＰＣＲの保険適用しただけでなく、検査できるようにしていくということが必要じゃないかと思いますが、いかがですか」と検査拡大を訴えると、尾身は、予算委員長が尾身の名前を呼ぶのも待たず、「私もそう思います」と即答したのだ。

この国会質疑については、翌11日放送の『羽鳥慎一モーニングショー』（テレビ朝日）でも取り上げられていたのだが、『モーニングショー』はさらに尾身に追加取材をしている。

番組ディレクターの「4日間の経過観察という期間の理由は？」という質問に対して、尾身は「『4日間は自宅で経過観察』というのは、ＰＣＲ検査のキャパシティとのバランスを現実的に考えたから」と、国会で語ったのと同様に「キャパシティの問題」とあらためて明言した。

さらに「今後日数が変更される可能性は？」という質問に対しても、「キャパシティさえ増えれば、4日が3日になるという話も今後可能性がゼロではない。みんなで話し合い調整していく可能性はある」「ＰＣＲ検査のキャパシティが増えることは私も大賛成。本当に必要としている方に、より確実に検査を受けて頂くことができるようになる」と回答、ＰＣＲ検査を拡大すべきだとの認識を再度示したのである。

詭弁を弄する厚労相と安倍首相

ここからわかるのは、〝4日ルール〟になんの科学的根拠もなく、専門家会議委員も本音では、ＰＣＲ検査を広くやるべきで、〝4日ルール〟は危険だと考えていたということだ。

しかし、厚労省は「キャパシティ」「検査体制が整っていない」ことを理由に、専門家会議を〝4日ルール〟に誘導していった。それでも、専門家会議では、反対する委員がいたため、加藤厚労相が専門家会議の座長である脇田隆字を口説いて、〝座長個人と相談して決めた数字〟として「4日間の観察経過」を発表したのである。

いずれにしても、この〝4日縛り〟ルールの最終責任は加藤厚労相、そして、その任命権者である安倍首相にある。

しかし、当の加藤厚労相も安倍首相も責任などつゆほども感じていないようだ。

〝4日ルール〟見直し方針が発表された5月6日、野党統一会派の柚木道義衆院議員は、「泣きながらＰＣＲ検査を頼んだにもかかわらず断られ、発熱から6日後に検査は受けられたものの、即入院で呼吸困難に陥り、3日後に死亡」した男性の遺族による、「私たちはコロナの犠牲者ではありません。どこかの偉い人たちが考えた基準によって、父や家族は犠牲になっています」というコメントを読み上げたうえ、こう迫った。

「〝4日ルール〟がはからずも運用がされてしまった、国民がそう受け止めてしまった（としても）、せめて一言、お詫びの言葉をここで述べていただけないか」

しかし、加藤厚労相はこう言う。

「当時の議論として、国民がわからないというのは、当時、いったい新型コロナウイルス感染症はどういった症状を出すのかわからない、当初ですよ？　ということがあったんで、こういう目安をつくりましょ、そういう話を申し上げた。そこは誤解していただきたくない」

「(目安が相談センターや医療機関でも) 使われているということがあるんで、これは幾度となく『そうではないんだ、総合的な運用をしていただきたい』と通知も出させていただいて、今回出す通知もですね、したがって相談や受診側がこれで判断するものではありません。国民のみなさん方が受診や相談の、あくまでも判断の目安にするものとして出させていただいている」

悲痛な遺族のコメントを聞いても、「国民がコロナの症状がわからないというから目安をつくっただけ」と開き直った加藤厚労相……。

それは安倍首相も同様だ。加藤厚労相の〝誤解〟発言を受け、5月12日の国会で「総理も、国民、現場の誤解であり、受診の目安は、検査の目安ではなかったと考えているのか、謝罪すべきではないか」と問われた際、安倍首相は「周知が足りなかったことは真摯に反省する」と答弁したものの一切の謝罪はしなかった。

コロナという未曾有の危機が起きたのが、こんな無責任な人間が首相と厚労相を務める時代だったことを、恨まずにはいられない。(文中敬称略)

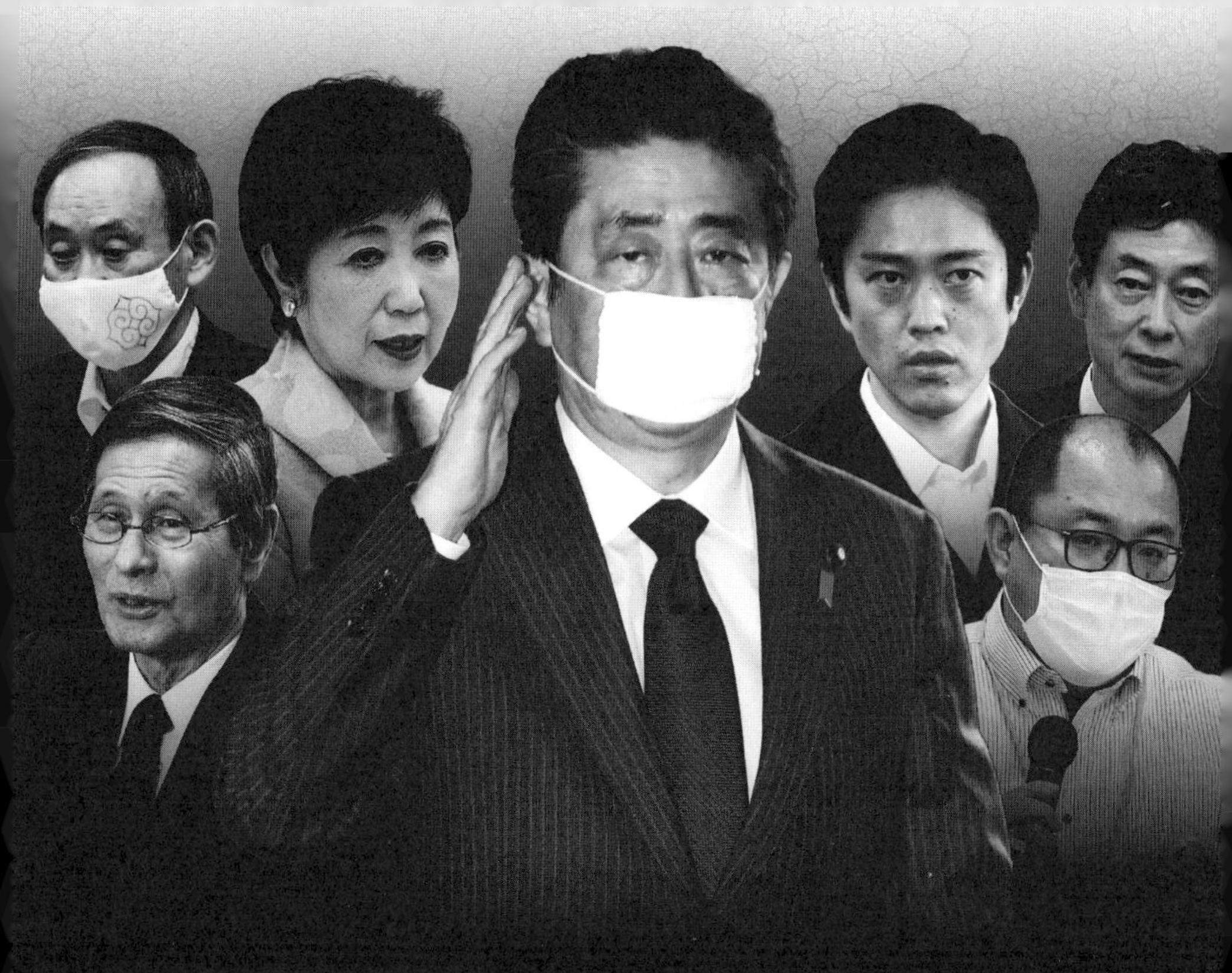

第2章

メディアVS官邸

知られざるパワー・ゲーム

▼安倍政権「コロナ対応」の深層

安倍政権の「標的」にされた羽鳥『モーニングショー』と官邸の「言論封殺」一部始終

政権批判で鳴らす朝の情報番組に
猛然と襲い掛かった「官邸」の住人たち。
臆面もなく批判封じ込めに走った
安倍政権の悲しき末路――。

文＝リテラ編集部＋コロナ問題特別取材班

厚生労働省 @MHL... ·1日
【#新型コロナウイルス マスクの供給】
3月4日午前8時からの「羽鳥慎一モーニングショー」の出演者から、「まずは医療機関に配らなければだめ。医療を守らなければ治療ができないから、医療機関、特に呼吸器関係をやっている人に重点的に配っていく」とのコメントがありました。(1/3)
866 1.7万 2.7万

厚生労働省 @MHL... ·1日
厚生労働省では、感染症指定医療機関への医療用マスクの優先供給を行ったほか、都道府県の備蓄用マスクの活用や日本医師会や日本歯科医師会のルートを活用した優先配布の仕組みをお知らせしています。(2/3
92 8338 1.2万

●厚労省がSNSで「反撃」

反アベ絶好調の『モーニングショー』

新型コロナ対応の後手後手ぶりがきわだつ一方で、安倍政権がこの間、必死でやっていたのはメディアを監視し、圧力をかけて、批判を抑え込むことだった。

その最大の標的とされたのは『羽鳥慎一モーニングショー』（テレビ朝日）だ。

周知のように『モーニングショー』はレギュラーコメンテーターの玉川徹氏、岡田晴恵・白鴎大教授を中心に、早い時期から検査や医療体制の不備を指摘。その報道姿勢は視聴者から圧倒的な支持を受け、3月20日には12・7％という前代未聞の高視聴率を叩き出していた。

こうした状況に対して、官邸は相当な苛立ちと危機感を抱いたようだ。そして、なりふりかまわないやり口で、圧力をかけ始めたのである。

その典型が、厚労省によるデマ攻撃だろう。3月5日、厚労省の公式ツイッターが『モーニングショー』の報道内容に対し反論、あたかも同番組がデマを報じたかのような投稿をおこなったのだが、実は「デマ」を流していたのは番組ではなく、厚労省のほうだったのだ。

ことの経緯を整理しよう。

3月4日放送の『モーニングショー』では医療現場でのマスク不足に言及。京都府保険医協会が会員を対象に行った緊急アンケートで病院の約9割でマスクが足りていないという結果が出たことや、番組に連日ゲスト出演している池袋大谷クリニックの大谷義夫院長が、自身の病院でもマスク不足、とりわけ検体採取などの際に装着するN95マスクが足りなくなってきていることを紹介したうえで、同じくゲスト出演していた岡田晴恵・白鴎大学教授が「まずは医療機関に配らなきゃだめです。みなさん欲しいのはごもっともなんですけども、医療を守らなくては治療ができませんから、医療機関、とくに呼吸器関係をやっている人に重点的に配っていく（ことが重要）」と提言をおこなっていた。

厚労省が異例の「反論」

だが、この放送日の翌5日午前7時43分、つまり番組放送直前に、厚労省の公式ツイッターアカウントが、こんなツイートを連投した。

〈3月4日午前8時からの「羽鳥慎一モーニングショー」の出演者から、「まずは医療機関に配らなければだめ。医療を守らなければ治療ができないから、医療機関、特に呼吸器関係をやっている人に重点的に配っていく」とのコメントがありました。〉

〈厚生労働省では、感染症指定医療機関への医療用マスクの優先供給を行ったほか、都道府県の備蓄用マスクの活用や日本医師会や日本歯科医師会のルートを活用した優先配布の仕組みをお知らせしています。〉

〈最終的に全ての医療機関に十分なマスクが届くことが必要であり、引き続き、マスクの増産や全ての医療機関を対象とした優先供給を進めてまいります。〉

厚労省が直々に、番組名を名指ししたうえ、コメンテーターの発言をわざわざ取り上げて「感染症指定医療機関への医療用マスクの優先供給を行った」「日本医師会や日本歯科医師会のルートを活用して優先配布の仕組みを知らせている」と強弁する——。コロナ対応であれだけ後手を踏んでいるくせに、メディアへの抗議にはこんな素早く対応するのか、と突っ込みたくなるが、もっと呆れたのは、その抗議内容だ。

そもそも『モーニングショー』では医療現場でマスク不足に陥っているという医療従事者の声を中心に客観的事実を伝えただけであり、デマでもなんでもなかった。

実際、3日には千葉市の熊谷俊人市長が「N95マスクなど医療用マスクが特に不足している」とツイートして寄付を募っている。また、医療現場のマスク不足問題は『モーニングショー』だけが指摘していることではなく、他のワイドショーやニュース番組でも取り上げられている。

なのに、厚労省はわざわざ『モーニングショー』を名指しし、医療機関全般の話を「感染症指定医療機関」の話にすり替え、まるで同番組がデマを流しているかのような投稿をおこなったのだ。しかも番組放送直前に、である。

取材にデマを認めた担当者

だが、名指しされた『モーニングショー』は黙っていなかった。

翌6日放送の番組内で、この厚労省のツイートを紹介した上で、番組がおこなった感染症指定医療機関への取材結果を報告。

たとえば、北海道のある指定医療機関では「おととい1万枚納入された。1日3000枚使うので十分ではないがありがたい」と述べる一方で、神奈川県のある指定医療機関は「国からマスクは届いていない」と回答、東海地方のある指定医療機関も「今のところ優先されている感じはしない。今後支給するという通知もない」と回答を寄せたのだ。

厚労省はツイートで〈感染症指定医療機関への医療用マスクの優先供給を行った〉と断言したが、実際には医療用マスクが届いていない、通知もない指定医療機関があったのである。

そして、『モーニングショー』は5日夜、厚労省担当者に対し、こうした感染症指定医療機関への取材結果をもとに取材。すると、厚労省担当者はこう述べたというのだ。

「『マスクの優先供給を行った』については言いすぎた表現。『行っている』『開始した』が正しい」

さらに、〈都道府県の備蓄用マスクの活用や日本医師会や日本歯科医師会のルートを活用した優先配布の仕組みをお知らせしています〉とツイートしたことについても、厚労省担当者は「訂正したい。そんなことは国会でも言っていない」と述べたという。

厚労省は番組名を名指しして「デマ」よばわりしたが、実際は「デマ」を流していたのは自分たちだったことを、認めたというわけだ。

玉川徹の「疑念」

考えてみれば、これは極めて危険な話だ。新型コロナにかんしては、厚労省や首相官邸が発信する情報は一次情報として扱われ、信頼のある情報だという前提がある。にもかかわらず、その厚労省の公式ツイッターアカウントが「デマ潰し」を装って、特定番組を名指しして逆にデマを流したのである。役所がこんな行為をするというのは前代未聞ではないか。

いったい厚労省はなぜ、デマを流してまで『モーニングショー』を攻撃したのか。厚生労働省の反論ツイートを検証し、逆に厚労省の嘘を喝破した6日の『モーニングショー』で、玉川徹はこんな指摘をしていた。

「間違いはあります、誰でも。我々の番組でも間違いがあれば訂正するわけです。僕が疑問なのは、なぜ、うちの番組の名前を名指ししてこの時期にこのツイッターを出したかなんです。僕が興味があるのは」

「なんで、この時期にちゃんと事実確認をしないで正しくない日本語を使って、厚生労働省が名指しでやったんだろうということに僕は回答が欲しいんです。これは番組としてではなく個人的に」

おそらく玉川は「官邸から『モーニングショー』を黙らせろと指示があったのではないか」という疑念を抱いていたのだろう。

そして、この疑念は事実だった。

毎日新聞が3月7日付朝刊で新型コロナ　政府、ワイドショーに何度も反論　官邸幹部が指示」と打ったのだ。同紙によると、首相官邸幹部が「事実と異なる報道には反論するよう指示した」と明かしたという。

ちなみに『モーニングショー』潰しを指示した首相官邸幹部は、〝影の総理〟の異名を持つ今井尚哉首相補佐官ではないかといわれている。

一連のコロナ対応は、ほとんど今井補佐官が仕切っているが、その対応策がことごとく裏目に出ているため、途中から必死になって批判をつぶそうとしはじめたのだ。

これは紛れもなく言論弾圧といっていいだろう。菅官房長官は記者会見で「事実関係の誤りを指摘するなど政府から必要な発信をすることが自由な論評を阻害することになるとは考えられない」と述べていたが、指示の言葉は「事実の誤りに反論しろ」だとしても、安倍政権下で官邸がひとたび命じれば、忖度官僚たちがどう動くかは自明だ。

批判封じ込めのために重箱の隅をつつくように報道の些細な誤りを探し、誤りがなければ、事実の立証が困難なグレーゾーンの報道、さらにはただの論評や分析にまでけちを付ける。各省庁から抗議や批判がくれば、メディアも抗議や反論を恐れて批判に及び腰になるだろう──官邸にはその計算があったはずだ。

内閣官房がSNSを「連投」

実際、『モーニングショー』に対しては、厚労省だけではなく、同時多発的に攻撃が加えられていた。内閣官房国際感染症対策調整室の公式ツイッターアカウントも3月6日午前1時35分に、こんな投稿をおこなっていた。

〈3月5日のテレビ朝日「羽鳥慎一モーニングショー」で、「総理が法律改正にこだわる理由は、『後手後手』批判を払しょくするため総理主導で進んでいるとアピールしたい」というコメントが紹介されています。〉

〈法律改正をする理由はそうではありません。あらゆる事態に備えて打てる手は全て打つという考えで法律改正をしようとしています。〉

〈現行の新型インフルエンザ等対策特別措置法では未知のウイルスしか対象としておらず、新型コロナウイルスはウイルスとしては未知のものではないので、今のままでは対象とならないからです。〉

「特措法では未知のウイルスしか対象としていない」などと主張しているが、特措法にはそんなことは一言も書いてない。一方、感染症法では、新感染症は〈既に知られている感染性の疾病とその病状又は治療の結果が明らかに異なるもの〉とある。普通に考えれば新型コロナもこれにあたると解釈できるし、特措法が適用できるはずだ。

実際、政府の新型コロナ専門家会議のメンバーで特措法の立法にも専門家会議議長として携わった岡部信彦・川崎市健康安全研究所長も、3月5日の参院予算委員会で〝新型コロナは特措法に適用可能〟だと認識を示している。

しかも、安倍政権はこれまで集団的自衛権容認、黒川弘務東京高検検事長の定年延長への国家公務員法適用など、さんざん法解釈を捻じ曲げてきた。それが、今回だけ厳密さを求めて、インフル特措法でなく新法をつくろうとしているのだ。そこに「後手後手批判払拭のため総理主導をアピールしたい」という政治的意図を見るのは、当然だろう。

ところが、内閣官房は『モーニングショー』を名指しして、こんなごく当たり前の論評にけちをつけ、政府の専門家会議メンバーが「適用できる」といっているのに「新型コロナは特措法の対象にならない」と強弁したのだ。これもまた、官邸に命じられた結果なのだろう。

岡田教授を特定して批判

しかも、安倍政権のこうした言論弾圧は『モーニングショー』以外にも向けられていた。

厚労省が『モーニングショー』にデマ攻撃を仕掛けたのと同じ3月5日の午後18時2分、自民党広報がこんな投稿をおこなっているのだ。

〈3／4のTBS「Nスタ」で女性出演者が「新型のコロナであるため感染が新しいウイルスであり、私たちには基礎的な免疫がなく普通のインフルエンザよりも罹りやすい」と発言しましたが、厚生労働省は「季節性インフルエンザと比べて感染力は高くない」との世界保健機関（WHO）の見解を紹介しています〉

〈真偽不明の様々な情報が飛び交い、多くの皆さんが不安や疑問を感じておられるかと思います。首相官邸や厚生労働省には #新型コロナウイルス に関する情

◉自民党も番組叩きに参戦

報サイトが開設され、随時更新されています。ぜひご活用ください。〉

免疫や抗体の観点から「普通のインフルエンザよりも罹りやすい」と指摘しているだけなのに、自民党広報は「感染力」の話にすり替えて、「真偽不明の様々な情報」などとデマ扱いする……。やり口はやはり厚労省や内閣官房とそっくりだった。

そして、ここで自民党広報が取り上げた「女性出演者」というのは、岡田晴恵教授のこと。岡田教授はこの間、『モーニングショー』をはじめとする番組に出演しては安倍政権の対応が遅れに遅れていることを専門家の立場から指摘しつづけてきた人物だ。

さらに自民党広報のアカウントは、6日12時半にも『モーニングショー』を名指しし、上述した内閣官房のいちゃもんツイートとほぼ同内容のツイートも投稿している。

また、別稿で詳しく述べるが、官邸の内閣広報室がワイドショーやニュース番組のコロナ報道を監視し、克明に記録していたことも明らかになった。

国会でも同様の動きが見て取れた。3月5日の参院予算委員会で質疑に立った自民党の小野田紀美参院議員は、トイレットペーパー不足や日本国内感染者の数にクルーズ船感染者数を含めて1000人超えとNHKを筆頭にマスコミが報じていることを「事実と違う報道だ」と憤った挙げ句、総務省に対して「(マスコミを)指導しろ」「デマを流した人に罰則を」などと言い出したのである。

さらに問題なのは、メディアやネットでは、こうした政権の言論弾圧を批判するどころか、正当化し、官製デマが正論であるかのように扱う意見も数多く見られたことだ。それも、安倍応援団やネトウヨだけではない。中立を建前にしているメディアまでが、安倍政権の批判封じキャンペーンに同調していた。

デマに便乗する取材者たち

たとえば、BuzzFeed Japan の岩永直子記者は3月5日に厚労省による例の『モーニングショー』攻撃のデマツイートを引用し、こんなコメントを投稿している。

〈厚生労働省が具体的な番組名を挙げて、反論するのは初めて見た。これ、今後もどんどんやった方がいいと思う。いい加減な情報を流して国民の不安を煽るメディアには正面から対抗すべきだ。〉

前述したように、『モーニングショー』は現場の医療関係者の声をもとに医療現場のマスク不足を取り上げただけだ。それを岩永記者は「いい加減な情報」と、あたかも番組がデマを流したかのように印象操作。厚労省が特定メディアを狙い撃ちするという圧力をかけたというのに、あろうことか記者を名乗る人物が「今後もどんどんやった方がいいと思う」などと賛同を示すとは——。

しかも、岩永記者がお墨付きを与えた厚労省のツイートこそが「デマ」だったことが判明した後には、〈厚労省新型コロナウイルス対策本部の広報班に確認しました〉として、〈職員がどのような言葉で番組に説明したかは確認していないが、訂正の必要はない〉という言い分をそのまま投稿している。

厚労省のデマを拡散させたメディア関係者は、岩永記者だけではなかった。Twitter Japan代表取締役の笹本裕氏も、厚労省のツイートを引用した上で、〈このように公開された場で正しい情報を発信して頂けると有り難いです。医療関係者からも悲痛の声がTwitter上に上がっていますから国民としてはメディアだけに頼らず理解を深められると幸いです〉と投稿をおこなったのだ。

ネトウヨ化が著しい公益社団法人・日本青年会議所（JC）とメディア・リテラシー確立のためのパートナーシップを締結、政権寄りの姿勢が指摘されてきたTwitter Japanだが、厚労省のデマツイートに「有り難い」と謝辞を述べるというのは、いくらなんでも露骨すぎるだろう。

大谷医師はなぜテレビから消えたのか

幸いにして、厚労省のデマ攻撃ツイートについては『モーニングショー』側が反撃したことで、事実が明らかになった。しかし、政権と御用メディア、ネットが一体となったこうした圧力は、政権批判を確実に追いつめていた。

その一例がコロナ感染拡大の中、池袋大谷クリニックの院長・大谷義夫医師の姿が、テレビから忽然と消えてしまったことだ。大谷医師は『モーニングショー』をはじめいくつもの番組に出演、ＰＣＲ検査を拡大させることの重要性を説明してきた呼吸科医だ。

しかし、大谷医師は安倍応援団やネトウヨ、さらには〝検査不要派〟から、激しい抗議や嫌がらせを受けていた。しかも、大谷医師はとんでもないデマによって、さらに大規模な嫌がらせ攻撃にさらされていた。それは、報道圧力団体「放送法遵守を求める視聴者の会」の事務局長を務める安倍応援団の経済評論家・上念司が3月5日におこなった〝デマ〟ツイートが原因だった。

〈池袋大谷クリニックの大罪！　テレ朝で喘息の薬が新型コロナウイルスに効くと煽りまくった結果、当該薬が入手困難になりつつあります。喘息の子供が死んじゃうよ！本当にふざけんな！　※このTweetは医師の監修を受けております〉

さらにこのツイートを元に、ネトウヨまとめサイト「Share News Japan」が〈上念司氏「池袋大谷クリニックの大罪！テレ朝で喘息の薬が新型コロナウイルスに効くと煽りまくった結果、当該薬が入手困難になりつつあります…」〉と拡散。

そのうえ、運営者が菅義偉官房長官の息のかかった自民党神奈川県議の弟であるとの疑惑が持ち上がったこともあるネトウヨ向けサイト「政治知新」も、記事でこの話題を取り上げた。

そして、ネトウヨや検査不要派は、SNSだけでなく、一斉に池袋大谷クリニックへ〝電凸〟をかけ、抗議をエスカレートさせていったのだ。しかも、案の定というべきか、この上念のツイートは、まったくのデマだった。

たしかに『モーニングショー』では3月4日放送で喘息薬について取り上げたが、それは「『ダイヤモンド・プリンセス』で陽性が確認された患者に喘息の治療薬『シクレソニド』を使ったところ、3人の症状が改善に向かった」という神奈川県立足柄上病院などのグループ報告を日本感染症学会が発表した、というニュースを番組で紹介しただけ。実際、この話題は時事通信や朝日新聞、各局のニュース番組、ワイドショーなども報じていた。大谷医師はこの報告についての感想を尋ねられて、「正直、非常にびっくりいたしました」と言い、こうコメントしていた。

「私たち、喘息の患者さんには処方させていただく。そんなに強い薬じゃないんですよ。どちらかというと極めて弱い喘息の薬なんです。これが効くんだ、でしたらすごく気が楽なんですけど、本当にびっくりしました」

「まだ、ただ3例報告ですので、今後、臨床試験なりはじまると思うんですけども、希望が持てるという点では非常に嬉しかったですね」

大谷医師は上念がツイートしたように「新型コロナに効く！」などとは一言も言っておらず、「まだ3例報告」と断ったうえで、現在医師として「希望が持てる」と感想を述べただけだったのだ。しかも、『心配だな』というだけで使うわけにはいかない」と注意も口にしていた。

ところが、上念は大谷医師が「喘息の薬が新型コロナウイルスに効くと煽りまくった」とデマを拡散し、降板に追い込んだのだ。

ちなみに、上念が〈池袋大谷クリニックの大罪！〉とツイートした3月5日というのは、まさに厚労省の公式Twitterアカウントが『モーニングショー』を名指しで攻撃した日で、この少し前、官邸が批判報道への攻撃を指示していた。これは偶然なのだろうか。

いずれにしても、官邸、厚労省、自民党、御用メディア、安倍応援団が一体となったこの動きは、批判の封じ込め、言論弾圧以外の何物でもない。しかも、連中は卑劣にも、自らデマを振りまくことで報道を否定しようとしていたのだ。

コロナ禍で巻き起こっていた安倍政権による言論弾圧の正体を、しっかりと記憶しておくべきだろう。（文中敬称略）

▼「敵性メディア」を選別監視

ツイッター民が暴いた官邸の「メディア監視」と922枚の証拠文書

不自然な「ワイドショー批判」から始まった情報公開請求。
ネット住人が独自に暴いた官邸のメディア監視はいつから始まっていたのか。
権力の暴走を示す危険な「ペーパー」の中身とは。

文＝コロナ問題特別取材班

【機密性２情報】

新型コロナウイルス関連報道振りより<２月17日（月）朝～21日（金）昼>

令和２年２月23日
内閣広報室

２月17日（月）

○政府の公表情報の真偽

■テレビ朝日「羽鳥慎一モーニングショー」（8：00～）

・ 白鴎大学教授・岡田晴恵氏のスタジオコメント
「発生早期でも後を追えない以上は、ここから流行に至る期間は非常にスパンが早くなる。厚労省は『今は感染経路が大体見えている』と主張しているが、見えていない方が多いのではないかと思う。『拡大状況にはない』とも言っているが、現状拡大している。今のうちに外来の検査体制や医療確保、入院するためのベッドの確保などをやっておかなければ間に合わなくなる。今後、国としてのガイドラインも出してくると思うが、どういう状態であれば入院させるのかなど示さなければならないし、示すならば可能でなければならない。」

・ テレビ朝日報道局コメンテーター室解説委員・玉川徹氏のスタジオコメント
「国民の多くが不安に思っているため、ここまでの対策は既にやっているというのであれば言わなければならないが、わざわざ言わない理由はなく、言わないのならばやっていないと考えざるを得ない。実績的に考えても、これまで全て後手に回ってきているため、今後の対策を既にやっているかやっていないかの疑問についてはやっていないんだろうと思う。」

○市中感染

■日本テレビ「スッキリ」（8：00～）

・ 国際医療福祉大学医学部教授・和田耕治氏のスタジオコメント
「政府ができる対応としては、入国制限や医療機関の整備などであり、2009年の新型インフルエンザの教訓を活かしながら、以前より対策ができるようになっていることも増えてきており、今後は医療機関で亡くなる方をいかに減らすかが対策の中心になってくる。」

・ 読売新聞特別編集委員・橋本五郎氏のスタジオコメント
「（世論調査結果について）１週間ほど前の調査では、新型コロナに対する政府対応について、『評価する』が非常に多かった。また支持率が下がった大きな理由としては、やはり死亡者が国内で出たことによる衝撃であると思う。

●内閣広報室が作成していた「テレビ監視」文書。「機密性２文書」との表記がある

政権に集中監視された「要注意人物」

時の政権が、批判的なメディアに有形無形の圧力をかけるというケースは珍しくない。しかし、そうした場合にもなるべく露骨であからさまな手段を取らないようにするのが、思想信条をこえた政治家の不文律、ある種のプライドでもあった。

だが、その見えない「一線」をいとも簡単に飛び越えてしまう最高権力者は実在する。他ならぬ安倍晋三首相のことだ。

本書別稿で、官邸主導の「メディア監視・攻撃」をレポートしたが、もしこのようなアクションさえなければ、おそらく明るみに出なかったと思われる文書が明らかにされた。「WADAJP（Twitter）」氏が情報公開請求によって入手した、内閣広報室作成の文書がそれである。

政府が特定の番組に対し、異例の「反論」を行う。その不自然な経緯から、内閣官房の「メディア監視」の可能性が浮上。果たして、開示された全922枚の文書には、「反安倍政権」のスタンスで知られる玉川徹氏が出演する『羽鳥慎一モーニングショー』を含む、数多くの報道番組、ワイドショー出演者の詳細な「発言内容」が書き起こされていたのだった。

開示された文書は2020年2月1日から3月9日までに作成されたもの。まさに、政府がコロナ対策に本腰を入れ始めた時期とぴったり重なる。

モニターされている番組は、NHK『日曜討論』『ニュースウォッチ9』、テレビ朝日『報道ステーション』、TBS『ニュース23』などの報道番組や、日本テレビ『スッキリ』『ミヤネ屋』、前出のテレビ朝日『モーニングショー』、TBS『ひるおび！』、フジ『とくダネ！』など全方位に及ぶ。

だが、順番に目を通していくとすぐに気づかされるのは、コロナ関連の部分にのみマーカーが引かれていること。そして政府に対して批判的、あるいはネガティブな内容が多いことだ。その場合に必ず誰が発言したかが分かるようになっている。

この文書はどういった目的で作成されたものなのか。後に『モーニングショー』攻撃がなされたことを頭に入れて考えれば、政府や政権に対して批判的なコメントをするアナウンサーや文化人、学者などを抽出するための作業だったとしか考えられない。

実際、コロナ問題が徐々に拡大していった2月中旬以降、連日マークされていたのは、『モーニングショー』の玉川徹氏、岡田晴恵・白鴎大学教授、そしてダイヤモンド・プリンセス号に乗り政府の対応を批判した岩田健太郎・神戸大学教授の3人である。いずれも、安倍政権とは対決姿勢を強く打ち出しているイメージで認識されている人物である。

内閣広報室がモニタリング

実は、文書を開示請求した「WADAJP」氏からいちはやく情報提供を受けた『週刊ポスト』が、5月の段階で内閣広報室に取材している。そのやりとりを「WADAJP」氏自身が紹介している。

――報道番組の内容を記録するような部署があるのか?

担当者 そうしたチームがある。ここに書いてる分析担当。ただ、報道を扱う網羅的に全部やっている訳ではない。番組のチョイスもそこがやっている。NHK『日曜討論』はいつも見ているものです。必ず、絶対にこうしてまとめています。土日の番組は全部とりあげる訳ではないです。土曜日は、月曜日に起こすので、二日たってしまっているので、相当に重要なものがなければ、起こすことはしない。

――こうしたことをやっているのは、こちら広報担当なんですか?

担当者 私たち、内閣広報室は、首相官邸のホームページとツイッターをやっているところと考えてもらっていいです。こうした作業も、自分たちの中のもので、他に提供することを意図している訳ではありません。ただ、他の省庁から、このことに確認したい、ということがあれば、それを提供することはありますが。

込む。専門家は、「今後は新型コロナウイルスの感染拡大による中国経済の減速や訪日外国人の減少などで景気がさらに悪化する懸念がある」と分析している。

10:10　チャーター機第5便 羽田空港到着 日本人や中国籍配偶者ら65人
10:11　米国のチャーター機 羽田空港出港
10:12　中国 新型コロナウイルス 感染者7万人超 死者1770人
10:17　スッキリ天気予報
10:20　スッキリす誕生日占い

■テレビ朝日「羽鳥慎一モーニングショー」（８：００～）
<放送内容>

8:00　新型コロナ 発症後に電車通勤 新幹線出張も
8:01　速報 米国人チャーター機さきほど出発
8:01　速報 クルーズ船 乗船の米国人 44人が感染
8:07　感染者355人 看護師が見た緊迫の船内
8:35　「国内発生の早期段階」厚労省“流行”には至らず

・ 白鴎大学教授・岡田晴恵氏のスタジオコメント
「発生早期でも後を追えない以上は、ここから流行に至る期間は非常にスパンが早くなる。厚労省は『今は感染経路が大体見えている』と主張しているが、見えていない方が多いのではないかと思う。『拡大状況にはない』とも言っているが、現状拡大している。今のうちに外来の検査体制や医療確保、入院するためのベッドの確保などをやっておかなければ間に合わなくなる。今後、国としてのガイドラインも出してくると思うが、どういう状態であれば入院させるのかなど示さなければならないし、示すならば可能でなければならない。」
・ テレビ朝日報道局コメンテーター室解説委員・玉川徹氏のスタジオコメント
「国民の多くが不安に思っているため、ここまでの対策は既にやっているというのであれば言わなければならないが、わざわざ言わない理由はなく、言わないのならばやっていないと考えざるを得ない。実績的に考えても、これまで全て後手に回ってきているため、今後の対策を既にやっているかやっていないかの疑問についてはやっていないんだろうと思う。」

8:39　新たに5人感染 ハイヤー運転手ルート不明
8:52　新型コロナ 東京五輪 代表選考に影響
9:11　感染者の行動 公表バラバラ「政府が基準を」

・ 玉川氏のスタジオコメント
「何の目的で情報を公開するかが分からない。これからの感染を防げる何か

2

●常にマークされていた『モーニングショー』（2月17日作成文書）

——厚生労働省のコロナ対策のツィッターでもこうした番組への批判がありましたが、そちらに提供してたりしていませんか？

担当者　コロナ対策室とは連動していません。うちのラインだけで基本的にやるものですから。

——ここにお名前がある3人の方が分析担当なんですか？

担当者　そうですね。内閣広報室全体で職員は50人ほどでしょうか。その中で、経理担当、総務担当などをのぞくと、30人ほどになりますでしょうか。

こういった放送メディアの内容チェックは、公表されていないだけで、安倍政権以前から官邸内部で実施されていたとしてもまったくおかしくはない。

しかし、そうしたデータを本当に「反撃材料」として直接活用した事例は、ほとんどないのではないだろうか。このことを明らかにしただけでも、この情報開示請求は価値が高いといえる。

いつから監視が始まったのか

新聞や雑誌などの紙媒体だけでなく、放送メディアの情報も一部編集された形で集積されていたことがはっきりすると、今度は「いつから」「どのようなテーマで」「誰が」官邸にマークされていたのかという疑問も出てくる。

安倍首相は近年、「桜を見る会」や森友・加計学園問題など、政権を揺るがすいくつものスキャンダルに見舞われてきたが、そうした逆風時に、メディアをどう監視し、それをどう活用してきたのか。コロナ問題が起きてからいきなりこうしたことを始めたわけではないとすれば、新たな情報開示請求による新発見が得られるかもしれない。

安倍政権がいつからこうした「敵対勢力の監視」をスタートさせていたのか、それを知ることにはひとつの意味がある。キーワードはＳＮＳだ。

前述した官邸主導の番組批判は、ＳＮＳというツー

）
に立つのであれば、中国や韓国から入国を制限するということに意味があると思う。」
8:42　新型コロナ感染者 心臓や脳に異常
8:46　北海道 風邪症状の人「外出控えて」
8:46　高校スポーツ 野球除き中止を発表
8:48　医療機関 マスク不足深刻 厚労省の対策は
8:49　県内で感染者もマスク支給なし「長く持たない」
8:51　マスク不足“医師会ルート”とは？厚労省対策は
・　岡田氏のスタジオコメント
「これはこれで、とにかく医療の現場にマスクを届けるように最大限尽力を願いたい。」
・　玉川氏のスタジオコメント
「（Q.厚労省のツイッターに関してどうでしょう。）これは、番組が名指しであり、我々はずっと取材をしてマスクが足りない現状がずっとある。医療機関にも、マスクが不足しているため、医療機関に優先的に供給するべきじゃないかと言ったことに対し、このツイッターであった。読むと、『優先供給を行った』、これは日本語として普通に読めば『全部配りました』と。感染症指定医療機関へ供給を行いましたって過去形であり、全部行っているんだと受け取るのが普通である。しかし、聞いてみると『始めました』が正しいと。全然終わっていない。これは日本語として間違っているため、、訂正せざるを得ない。また、医師会を通じたルートなんてない。あたかも、そういうルートがあり、活用してやってますという話も訂正してもらわなければならない。昨日の朝8時頃に厚労省のツイッターが更新されているが、今日はまだされていない。そろそろ訂正があるものだというふうに思う。誰でも間違いはあり、我々の番組でも間違いがあれば訂正、謝罪する。100%正しいということはできないが、疑問なのは、この時期になぜ、このツイッターを出したのかである。我々が間違ったことをすれば、『間違ってます』と厚労省が言うのも良いことであり、我々が気づいていない間違いは指摘してほしいし、間違いがあれば訂正するし、謝罪する必要があれば謝罪する。なぜ、この時期に事実確認もせずに、正しくない日本語を使い、厚労省が番組名を名指しでやったというところに、私は個人的に回答がほしい。」
・　コメンテーター・吉永みち子のスタジオコメント
「厚労省の名前で出しているツイッターであり、責任ある発信をしなければいけない。結局、実は違ってました、訂正しまうということになると、本来、厚労省はこういう状況では安心を与える大きな役割があると思うが、

3

●厚労省のツイッターで「反論」された『モーニングショー』。そのことについて出演者が コメントした部分もしっかり記録されていた（3月6日作成文書）

ルが使用されたが、これは比較的最近になって普及したものである。

だが、あの検察庁法改正案が「ツイッターデモ」で廃案に追い込まれたように、いまやSNSが世の中を直接動かす「きっかけ」を作りうる時代である。

安倍政権における内閣広報室が、いつからどのような「テレビモニター」を実施し、その方法に変遷はなかったのか。

それを細かく検証することで、政府がメディアに対するひとつの対抗軸を模索していたという仮説を検証することはできる。それはまさに、ジャーナリズムの役目であろう。

批判耐性のない首相の末路

安倍首相は、負けん気の強い性格の持ち主と言われる。批判を受ければ、どうしても反撃したくなる。許せなくなる。そうしたエピソードは数多い。

かつて、森友問題をめぐる報道経緯を説明した「宿敵」朝日新聞に対し、安倍首相は「哀れですね。朝日らしい惨めな言い訳」などとフェイスブックにコメント。一国の首相が使う言葉ではない、器が小さすぎるとの声が上がったこともある。

国会でつい野次を飛ばしたり、森友問題では〝私や妻が関係していたということになれば、それはもう間違いなく総理大臣も国会議員もやめる〟などといきなり余計な啖呵を切り、問題を余計深刻にさせたこともあった。

「今回の河井夫妻の選挙違反事件にしても構図は同じです。自分を〝終わった人〟などと批判した現職の溝手顕正議員を許せず、刺客を送り込んで潰しにいった。その無理で幼稚なアクションが、結局いまになって自分を苦しめている」(官邸記者)

かつて、昭和の大宰相と呼ばれた田中角栄は、政治評論家や新人の番記者が挨拶に行くと、必ずこう宣言したという。

「君らの仕事は書くことだ。大いに、正々堂々とやってくれ」ということだ。つまり、我々を批判するそして実際に、どんなに悪く書かれても記者個人を攻撃することはなかったという。

この手の逸話は、たくさんの政治リーダーに付随している。

いまは亡き小渕恵三元首相の口癖は次のようなものだった。かつて小渕政権で官房副長官をつとめた鈴木宗男氏の証言である。

「俺のところにいい話はいらない。俺の悪い話だけ持ってきてくれ」

また、小泉純一郎元首相は、総理大臣に就任する際、周囲の親しい記者、政治評論家にこう宣言したという。

「どうかこれはお願いしたい。これからは耳の痛い話をしてほしい」

こうした権力者が持つべき「権力行使への自制心」というものが、安倍首相にはどうも見られない。その思想、考え方は周囲に伝播し、いまや官邸に巣食う官僚たちはみな、総理の威光を振りかざすやっかいな人間ばかりになってしまった。これもまた、トップの責任である。


安倍首相が戦っている相手は、コロナではなく「反アベメディア」——1人のツイッター民が暴いた92枚の文書は、雄弁にそのことを物語っている。

▼「御用メディア」本日も反省なし

コロナ騒動が暴いた安倍「コロナ会見」の茶番と記者クラブの「大罪」

フリー記者の抗議から始まった首相記者会見への批判。だが、いとも簡単に取り込まれる官邸の記者たちに変化は見られない。ジャーナリズムの衰退を象徴する「コロナ会見」大検証。

文＝リテラ編集部＋コロナ問題特別取材班

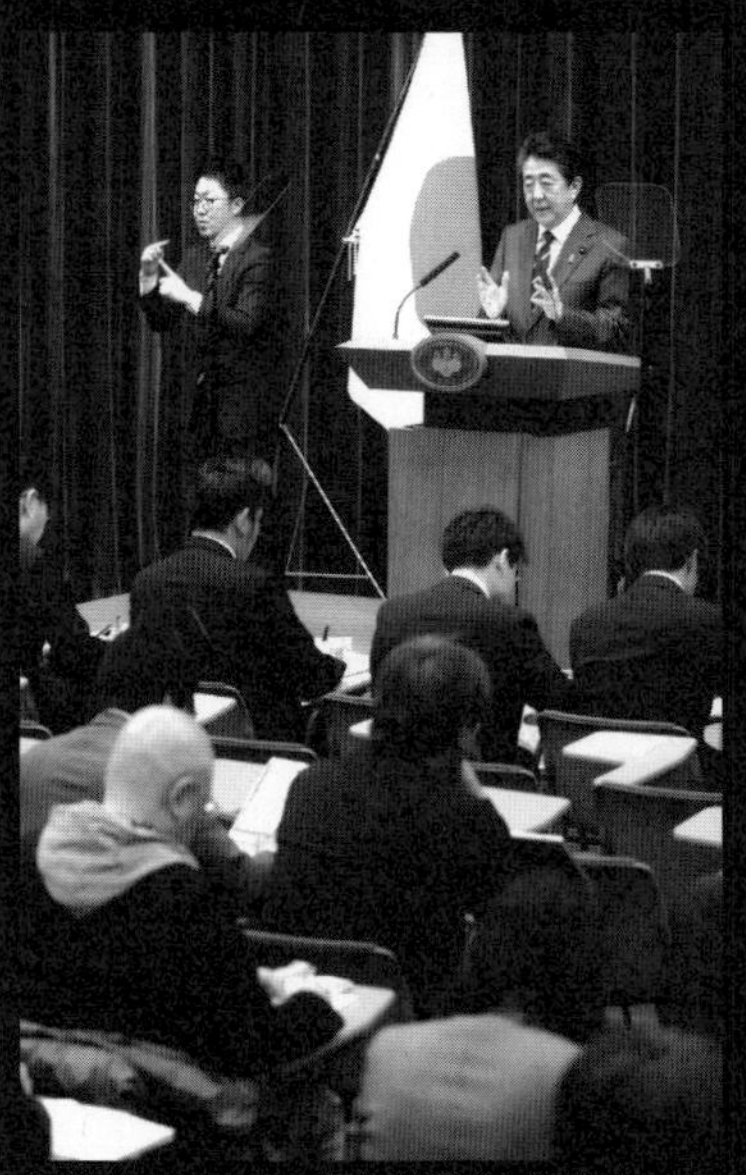

●巧妙にコントロールされている首相会見。予定調和はいまも変わらない

八百長会見終了後に私邸へ「直帰」

一連の新型コロナウイルス問題は、安倍政権の無策と無能ぶりを浮き彫りにした。初動の失敗、後手後手の対応、相次ぎ発覚する不祥事、大見えを切ったあげくアベノマスクの大失態……それこそ挙げていけばキリがない。

だが、思い知らされたのは政策面での愚かさだけではなかった。「総理会見」というシロモノの酷さが、あらためて国民の周知するところとなったのだ。

「総理会見」といえば普段、テレビや新聞報道で概要を知る程度の国民がほとんどで、その一部始終を見ることは極めて稀だろう。ところが、コロナ禍で安倍の一挙手一投足への関心も高まった結果、国民が目の当たりにしたのは、知りたいことをまるで語ろうとしない首相の姿、追及させないために会見全体をコントロールする官邸のやり方、そして「八百長」とすら言えるメディアとの共犯関係という、まさに「総理会見」の赤裸々な実態だったわけである。

とりわけ未曾有の批判を浴びたのは2月29日の会見だ。この日、安倍は初めてコロナ関連での正式な記者会見を行ったのだが、その時間はわずか35分間。うち、記者との質疑応答に割いたのはたったの16分間だった。

質疑応答で指名したメディアは幹事社（朝日新聞、テレビ朝日）とＮＨＫ、読売新聞、ＡＰ通信という記者クラブに加入する5社のみ。フリージャーナリストの江川紹子が「まだ質問あります！」と声をあげているにもかかわらず「予定時間をだいぶ過ぎている」という理由で会見を打ち切ってしまったのだ。

国民がテレビ画面越しに目にした光景はこうだった。安倍は、記者クラブメディアからの質問に答える際、視線を落とし、手元のペーパーを読み上げている。つまり、官邸があらかじめ選別した記者から質問内容を聞き出して問答集を用意し、首相はそのシナリオどおり〝演技〟していたのだ。「茶番劇」「出来レース」との怒りの声が次々にあがったのも当然だろう。

しかし、安倍は悪びれる様子すら見せない。3日2日の参院予算委員会、立憲民主党の蓮舫参院議員から「江川紹子さんの質問になぜ答えなかったのか」と質され、こう答弁している。

「あらかじめ記者クラブと（官邸）広報室側で、ある程度の打ち合わせをしているというふうに聞いているが、時間の関係で打ち切らせていただいた」

「何か問題でも？」と言わんばかりに記者クラブ側との〝出来レース〟を認め、あくまで「時間の関係」と強弁する安倍。

「そのあと重要な公務がありましたか？」という蓮舫の追及に対し「そのあとも打ち合わせをおこなった」と答えていたが、実際には2月29日の会見終了のわずか21分後に官邸を発ち、私邸へ直帰している。つまり、フリー記者の質問に答える時間的余裕が十分あったにもかかわらず総理会見を打ち切り、国会では平然と「時間がなかった」と大嘘をついたのだ。

なお、菅義偉官房長官も3月2日の定例会見で「総理はていねいに説明した」としたうえで、「事前の案内は20分程度で会見をおこなったが、結果的に35分間だった」と説明している。ようするに安倍や菅は、〝総理会見というのは記者クラブと官邸で打ち合わせをして時間や質問内容を決めておくのが当たり前〟と言い張ったわけだが、しかし、呆れるのは記者クラブメディアも同じだ。

わずか16分間の質疑応答に対し、記者クラブ加盟の大手マスコミ記者たちは抗議をするでもなく受け入れていた。実際、江川が「まだ質問あります！」と声を上げている最中、他の記者たちはまさに無抵抗といった然で、会見場を立ち去る安倍を沈黙のまま見過ごした。なかには江川を冷ややかな目で見やる記者もいたほどだ。

「白いお召し物」の女性記者

当然、2月29日の〝茶番劇〟を目撃した国民の怒りは、その共犯となっている記者クラブメディアにも向けられた。普段から「八百長」「出来レース」の首相会見に慣れっこだったマスコミからしてみれば、思わぬ火の粉が降りかかってきたとでも思っただろう。だが、国民からの追及不足という批判を背景に記者クラブメディアが襟を正し、今後の総理会見がまともになったかと言えば、そうはいかなかった。

3月14日、2回目の総理会見が2週間ぶりに行われた。前回とほぼ同じ21分間の冒頭発言の内容は、この4日前に政府が発表した緊急財政・金融措置の繰り返しなど空疎なものだったが、驚いたのは、安倍が質疑応答で前回と同じ茶番を繰り広げようとしたことだ。

まず、総理会見を取り仕切る内閣広報官の長谷川栄一が、幹事社である東京・中日新聞、共同通信の質問のあと、毎日新聞、ウォール・ストリート・ジャーナルを当てたのだが、思わず耳を疑ったのはこの後。長谷川広報官が「女性の、白いお召し物の方」と言って指名したのは、あの安積明子記者だったのだ。

安積明子記者は「政治ジャーナリスト」を名乗るフリーランスで、官房長官会見での〝ヨイショ質問〟でおなじみの人物だ。事実、官房長官会見では「ネットで『令和おじさん』と呼ばれているという報道があったが」だの「バレンタインにはたくさんのチョコを貰ったと思うがホワイトデーのお返しは？」という、どうでもいい質問から「女性からは矢継ぎ早にどんどんどんどん言われるよりも、やはりちょっと控えたほうがお好きなんでしょうか」などと官邸が目の敵にしている東京新聞・望月衣塑子記者を当てこするような質問をし、菅に水を向けるようなこともしばしばあった。

当然、官房長官会見も仕切っている長谷川広報官は安積記者のことをよく知っているはずだが、総理会見ではわざとらしく「白いお召し物の方」と芝居まで打っていた。安積記者を指名した目的は、誰の目にも明らかだろう。前回会見で、江川が声をあげていたにもかかわらず会見を打ち切り、国民から大顰蹙を買ったことから、あえて「フリージャーナリスト」をあてることで批判を交わそうという狙いだ。

しかし、それも結局は厳しい追及をしない〝太鼓持ちジャーナリスト〟だったというわけである。事実、安積記者の「質問」は政府による経済対策の想定規模をたずねるという極めて凡庸な内容であり、それこそが官邸の狙いを物語っていた。

記者会見前に「質問提出要請」

安倍官邸が依然として総理会見をコントロールしようとした証拠は、安積記者の指名だけではない。

朝日新聞（3月15日付東京朝刊）によれば、3月14日総理会見の開催は前日午後5時に官邸報道室から内閣記者会（記者クラブ）に文書で告知があった。〈幹事社の東京新聞と共同通信は報道室に対し、十分な時間をとって実施し、より多くの質問に答えるよう要望した〉というが、同日午後7時、報道室から朝日の官邸キャップの携帯に電話があり〈「各社にどんな質問をするか聞いている」として質問内容を尋ねられた〉という。ようするに、3月14日の会見に際しても、官邸は記者クラブメディアへ質問内容の事前通知を求めていたのだ。

もっとも、この日の質疑応答では、計8人の質問と安倍首相の応答後、長谷川広報官が記者会見を打ち切ろうとしたところで、記者席から続々と「おかしいでしょう！」「これが記者会見と呼べますか？」などと怒号が飛ぶ事態となり、さすがの安倍も「まあ、いいんじゃない？」と言って質疑続行に応じている。

しかし、これも実は官邸の想定内だった。西日本新聞（3月15日付）は「2月の前回会見で、質問を途中で打ち切ったことへの非難を拭い去りたいとの首相の強い思いがあった」との政権幹部の話を伝えたうえで、〈官邸はあらかじめ予定時間を20分と短く通知しておいた上で、「大幅に時間を超えて対応」した構図を演出。首相が追加質問を受け付けるのも筋書き通りだった〉と暴露している。つまり、安倍が時間を延長して追加質問を受けたのも、はなから批判の〝ガス抜き〟のシナリオとして織り込まれていたのだ。

その後も安倍官邸はあの手この手を弄した。

3月28日、新型コロナ関連で3回目となった総理会見。前回までの質疑応答で挙手する記者を差し置いて会見を打ち切ってきたにもかかわらず終了後に安倍が自宅へ直帰していたことに対する批判を意識して、官邸は総理会見後のスケジュールに対策本部の会合を入れ込むという策に出たのだ。

常識的に考えれば、対策本部会合をおこなってから総理会見を開催するのが順序というもの。「また質問に答えず私邸へ逃げた」と批判されるのを封じ込めるためだけに対策本部の日程をセットしたとしか考えられない。

さらに質疑応答では、長谷川広報官が新型コロナ感染対策を盾に「現下の状況をご賢察いただきまして、ご質問希望の意思表示は声ではなくて挙手でお願いしたい」とアナウンスしたのだが、安倍はじめ政府側はマスクを着用していなかった。つまり「感染予防で挙手制にする」は建前であって、前回までのように「まだ質問があります！」などと記者から声があがることを防ぎたかったのが本音だろう。

実際、10問目の質問の前には、挙手している記者を尻目に長谷川広報官が「次の日程があるので最後の質問にさせていただきます」と宣言、目論見通り会見を打ち切っている。

また、7都府県に緊急事態宣言を出した4月7日の総理会見では、官邸側が1社1記者に限定したうえで出席できる全記者数を29人に絞り、さらに内閣記者会の常勤幹事社以外の参加は「あみだくじ」による抽選形式へ変更している。

毎日新聞（4月7日付ウェブ版）によると、「あみだくじ」は官邸報道室と内閣記者会が合同で実施したといい、会見に参加できたのは29人の応募者のうちた った10名だ。名目上は「感染防止」だが、この「あみだくじ」方式によって事実上、官邸側がコントロールしきれないフリーや海外メディア記者たちの〝排除〟が行われたのである。さらにこの会見からは、打ち切り時に長谷川広報官が「書面で出していただければ、首相のお答えを書面で返します」と言い出している。

アベノマスク問題や、星野源の投稿動画を安倍が政治利用した問題についても追及された4月17日の総理会見では、トルコのエルドアン大統領との電話会談を理由に打ち切っている。

続いて、緊急事態宣言の約1カ月延長を決定した5月4日の総理会見も同様で、会見後にベトナムのグエン・スアン・フック首相と電話会談を入れており、もはや強制終了の口実に「外交日程」を組み込んでいるとしか思えなかった。なお、安倍は5月4日会見での冒頭発言で、中小・個人事業主向けの「持続化給付金」の支給について「もっとも早い方で8月から入金を開始します」と発言。その後、差し込まれたメモを見て間違いに気づいたと見られ、質疑応答中にようやく「5月8日」に訂正するという〝事件〟を起こしている。5月28日の総理会見後も対策本部の会合を組み入れ、長谷川広報官が「7時15分から対策本部でございますので手短にお願いします。これで最後にします」と質疑応答を打ち切っている。

クラブ外メディアの指名はごくわずか

結局のところ、「茶番会見」に対する国民の怒りに追い詰められた官邸は、なりふりかまわぬ手段を用いてなおも会見をコントロールしようと躍起になっていったわけだが、一方で振り返ってみてわかるのは、記者クラブメディアの体たらくだ。

実際、記者クラブメディアは事前に質問内容を通知するなど、官邸に唯唯諾諾と従うことで、その〝見返り〟に質問する機会を得てきた。

2月28日から6月18日までに9回行われた総理会見での質疑応答において、長谷川広報官が指名した社をカウントしてみたところ、のべ91回の質問のうち、全国紙と大手通信社（朝日、読売、毎日、日経、産経、共同、時事）が30回、ブロック紙（東京・中日、北海道、西日本、中国）が11回、テレビマスコミ（NHK、テレ朝、日テレ、TBS、フジ、テレ東）が27回だった。実に、合わせて全質問機会の半数以上を占めているというわけである（幹事社質問含む）。

一方、記者クラブに加盟していないフリーランスやインディペンデント系メディアは14回のみで、海外のメディアやジャーナリストについてはたったの6回。いかに記者クラブメディアが恩恵を受けているかがわかるというものだ。

だからこそ、記者クラブに加盟するマスコミ記者は国民から「茶番会見の共犯者」と批判されるまで、事実上、官邸側に抗議するでもなく長谷川広報官の仕切りを受け入れていたのだろう。

紙面や報道では表向き首相会見を批判しても、実際の会見上で厳しい追及の質問をするのは朝日新聞や毎日新聞などごく一部でしかない。むしろ、当たり障りのない質問や冒頭発言の補助線となる話題をふることで、安倍に気持ちよく喋らせるのが彼らの仕事と言ってもいいだろう。

今回、総理会見の茶番ぶりが大きな批判を呼んだのは、それこそ新型コロナ問題で国民がその模様を目の当たりにしたからであって、こうした状況は以前からずっと続いてきた。会見の前に記者クラブが質問内容を事前に知らせるという行為は各社の判断といわれているが、実際には常態化している。また、総理会見などでは一度質問した社が追及のために再質問することはまずないが、これも記者クラブメディアの間では〝暗黙の了解〟となっている。

だが、これまで記者クラブメディアはこうした状況を問題視することなく、むしろ自分たちの既得権益のために喜んで放置してきたのである。この間、総理会見を批判的に論じてきた朝日や毎日など一部の記者クラブメディアにしても、フリーランスの江川が「まだ質問があります！」と抗議した姿がテレビで放送され、総理会見に対する大きな批判がネットを中心に巻き起こるなかで、それに引きずられていったというのが実態だろう。そして、読売や産経などの親安倍メディアは沈黙を続けるか、あるいは総理会見の茶番ぶりを必死でフォローするという有り様だった。

「岩田明子」記者が安倍会見を饒舌に解説

とりわけＮＨＫのこの間の報道は、目も当てられないシロモノだった。ＮＨＫはコロナ関連で初の総理会見となった2月29日こそ会見の模様を最後まで生中継したが、続く3月14日会見では質疑応答の途中で中継を打ち切っている。

そして、スタジオに切り替えるとアナウンサーが「ネットで視聴できます」と案内し、〝安倍首相に最も近い記者〟のひとりと言われる政治部の岩田明子記者が解説者として登場。その内容は安倍首相の主張を無批判に繰り返すものだった。

そもそもスタジオで解説する時間があるのなら、そのまま記者会見を放送すればいい話だろう。ようするに、NHKは長谷川広報官が会見の打ち切りを言い出すタイミングで記者から質疑続行を求める声があがることを見越し、あらかじめ打ち合わせて、その前に中継を止めるように仕組んだとしか考えられない。いずれにせよ、安倍が記者たちから「おかしいでしょう！」「これが記者会見と呼べますか？」などと責め立てられる場面が地上波で全国放送されることは、このNHKの不可解な〝中継切り上げ〟によって回避されたのである。

言っておくが、こんな状況は欧米先進国では考えられないことだ。

たとえば米国のトランプ大統領の会見では、大手メディアの記者たちが怯むことなく直接対峙し、鋭い質問で追及している。政権に批判的なCNNやニューヨーク・タイムズなどが会見から締め出された際には、AP通信やタイム誌も一緒になって会見をボイコットし、ホワイトハウス記者会も抗議声明を発表。

また会見でトランプを厳しく追及したCNNの記者が記者証を取り上げられた際も、ライバル社でありトランプ寄りのFOXニュースも含め、メディア一丸となって記者を支援した。米国では、報道官が菅官房長官のようにまともに質問に答えず、批判的なメディアに対して強権的な姿勢を見せても、記者たちは食い下がって何度も質問を繰り返し、ときには紙面や番組ではっきりと「嘘つき」「バカ」「大バカ」「最悪の返答」と批判を浴びせている。これこそが不誠実な政権担当者に対するジャーナリズムの本来のあり方なのだ。

かたや日本の官邸記者クラブはどうだったか。繰り返すが、ほんの20分間程度しかセットされていない会見を「短すぎる！」「こんなものは受け入れられない」

と突っぱねることもせず、挙げ句、打ち合わせにまで応じ、江川のように質問を求めるフリー記者に白い目を向ける有り様。そして、まんまと安倍首相に「基本的に総理会見はそういうもの」と逃げ道まで用意し、官邸にとって危うい場面の中継をカットするというような本末転倒の状況を自ら選択している。

長谷川広報官の「重大疑惑」

こうした安倍官邸と記者クラブメディアの〝共犯関係〟のなかで、実質的なハンドリングを担っていると目されるのが、これまで何度も名前を出している長谷川栄一内閣広報官だ。

東京大学法学部卒業後の1976年に通産省（現・経産省）へ入省した長谷川は、順調に出世街道を登り、第1次安倍内閣の2006年には内閣広報官に任命される。その後、中小企業庁長官までのしあがって2010年に退官し、民間企業の顧問や大学教授をしていたのだが、その長谷川を民から再び官へ、それも政権の中枢へ引き上げたのが、第2次政権発足まもない安倍だった。『週刊ポスト』（7月3日号）によれば、第1次政権の投げ出しで安倍が求心力を失ったあとも、長谷川は経産省の後輩でいまや「影の首相」とすら呼ばれる今井尚哉（現・首相補佐官兼秘書官）とともに、安倍を誘って高尾山に登山するなど親交を絶やさなかったという。安倍がそんな長谷川を厚く信頼しているのは想像に難くない。

2012年末の総選挙で自民党が政権を奪還すると、安倍はすぐさま長谷川を総理大臣補佐官に任命。翌年7月には内閣広報官を兼任させた。以降、長谷川は総理会見などで安倍への追及を阻む〝防波堤〟として君臨している。

ところが、その長谷川に目下、重大疑惑が浮上している。経産省が新型コロナ関連の持続化給付金の業務を委託した一般社団法人「サービスデザイン推進協議会」（以下、SD協議会）をめぐって、長谷川の存在がこの疑惑の巨額事業問題に関連していたのではないかとの疑惑だ。

周知のように、経産省から持続化給付金事業を769億円で委託されたSD協議会は、大手広告代理店・電通に749億円で再委託。SD協議会は2016年に電通とパソナ、トランスコスモスなどによって設立された団体。その不透明さから「実態のない幽霊会社なのではないか」との疑いが晴れないのだが、このSD協議会から業務を再委託された電通が子会社を通じてさらに業務委託をした外注先のイベント会社「テー・オー・ダブリュー」（東京）に、長谷川が顧問として関わっていたことが明るみになったのである。

前述のとおり、長谷川は2010年7月に中小企業庁長官を退官しているが、その直後から再び内閣広報官に返り咲く2012年まで顧問として就任していた民間企業の1つが「テー・オー・ダブリュー」だった。つまり、安倍の側近中の側近である長谷川を顧問に据えていた企業に、国が間接的に巨額の事業を委託していたという流れだ。経産省や安倍との関連が疑われるが、当の長谷川が記者たちの目の前でこの件について説明する場面は現在のところ見られず、ダンマリを決め込んでいる。

変わるべきは「メディア」も同じ

6月18日には、2月29日から数えて9回目となる官邸での総理会見が行われた。

この日、前法相の河井克行とその妻である河井案里参院議員が公選法違反で逮捕された。当然ながら、案里を自民党の公認候補者に、そして克行をよりにもよって法を司る大臣に任命した安倍の責任が大きく問われるべきで、必然的に注目が集まった会見だったが、安倍の冒頭発言は「責任を痛感している」などと表層的な言葉だけが並んだ。

では、質疑応答で記者クラブメディアはその点を追及したのか。

結論から言えば、幹事社のフジテレビ記者が「責任を痛感しているとは具体的にどういった責任か」と当たり障りなく質問しただけで、その後、この件について突っ込む記者は現れなかったのだ。

いや、あるいはそうした質問をしようとした記者は、長谷川の差配によって質問の機会を潰されたのかもしれない。当然のように、長谷川の持続化給付金疑惑をめぐる疑惑についても、記者席からの声は一言もなかった。

「外交日程が迫っておりますので、この質問はここで終わらせていただきまして、いま、挙手をされている皆さんは書面で報道室に質問を提出いただけませんでしょうか」

いつもの口調で会見の打ち切りを告げる長谷川。食い下がったのは海外メディアの記者ぐらいだった。2月の新型コロナ関連会見以降、あれだけ国民から「茶番劇」「出来レース」と大批判をあびた総理会見だが、結局わずか数ヵ月で、記者たちは元の鞘におさまってしまったということらしい。

本来、報道側が主催する記者会見で、質問の制限や事前通告が常態化し、官邸のシナリオ通りに進められていく総理会見の実態。その理由のひとつとして、マスコミ記者の「オフレコ取材」偏重の姿勢も指摘されている。会見で突っ込んだ質問をすれば取材対象から睨まれて「ネタ」を落としてしまう、という一種の過剰反応だ。

また、第2次安倍政権発足以降、官邸がテレビ局などのマスコミに対して陰に陽に報道圧力をかけていることも大きく影響しているだろう。

そもそも内閣報道室は、新聞各紙やテレビ各局報道などに神経を尖らせ、細かく見張っていることで知られる。そのなかで、会見場の記者個人が何か気に触ることを質問すれば、会社に圧力をかけられるのではないかと萎縮するのだという。

しかし、そんなものは記者の言い訳であり、ジャーナリズムの自滅以外の何ものでもない。少なくとも、会見で果敢に質問を繰り出そうとするフリーランスの姿を見た国民は、完全に気づいたはずだ。

根本から変えねばならないのは、安倍が牛耳る現政権だけではない。記者クラブメディアという存在もまた同じなのである。（文中敬称略）

▼抜群の印象操作で失策を「完全隠蔽」

ナニワのヒーロー 大阪府「吉村洋文」知事の隠蔽された〝コロナ失態〟

コロナ危機において、若さと実行力を兼ね備えた新しい政治リーダーと評価された大阪府の吉村知事。だが、本当にその政治手腕は評価できるものだったのか。メディアが生んだその「虚像」に迫る。

文＝コロナ問題特別取材班

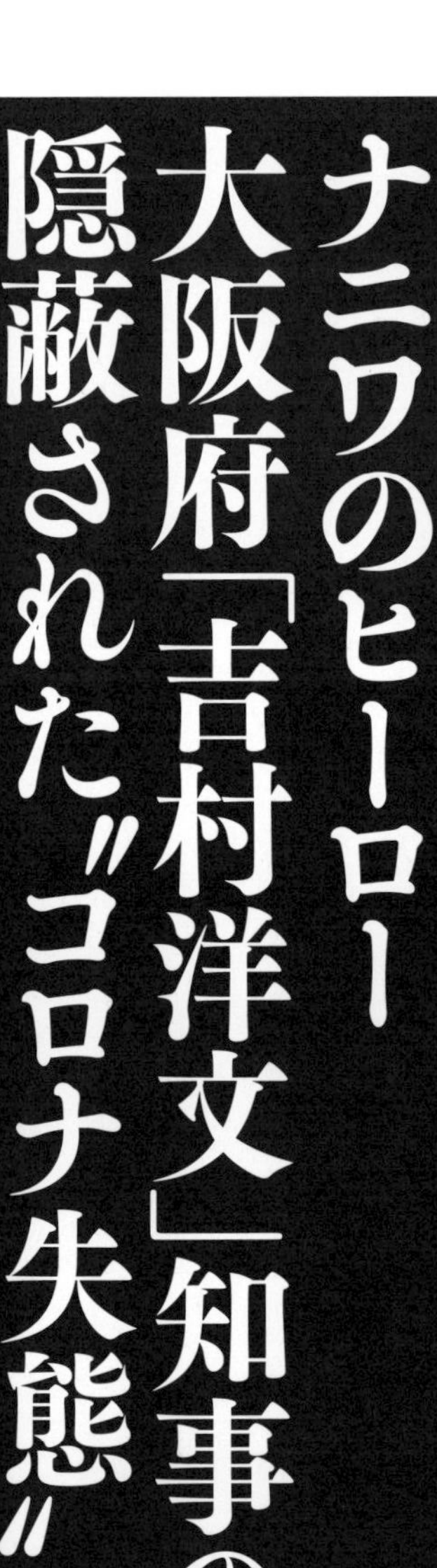

◉メディア露出の効果でコロナ危機を味方につけた吉村洋文大阪府知事

騙されやすい日本人

後手に回ったコロナ対応で国民からの支持を一気に失った安倍首相と対照的に、コロナ対応で一気に評価を集め、国民的人気を獲得したのが大阪府の吉村洋文知事だ。

「不眠不休でコロナと闘っている」

「決断力とリーダーシップ、実行力をいかんなく発揮した」

「迅速な対応で大阪府民の命を守った」

テレビやネットは吉村知事を賞賛するこうした声で埋め尽くされ、各種世論調査では次期総理候補として上位に名前が挙がるようにまでなった。

しかし、この吉村人気は、知事の巧みな自己演出やイメージ操作によってつくり上げられた部分が大きく、実態とはかなり乖離している。ほんとうの吉村知事はコロナ対策でさしたる功績はないばかりか、安倍首相と同様に感染拡大防止に失敗し、後手後手対応に終始しているというべきだろう。

その象徴がコロナ感染者数だ。6月22日現在の、大阪府の感染者は累計1806名だが、この数は大阪府より人口の多い神奈川県(1431名)と比べると1・3倍。大阪より人口が10%ほど少ないだけの愛知県(526名)の3・5倍にものぼる。

維新信者はこの間、吉村知事をほめたたえ、愛知県の大村秀章知事を「そのまま寝てろ」などと散々バカにしていたが、吉村知事のほうが感染者数を抑え込めていないのだ。

もうひとつ、最近、明らかになった4月の超過死亡の多さもそのことを証明している。

「超過死亡」とは過去の同月の平均死亡者数と比べて、増加した人数のこと。今年はインフルエンザが流行しておらず、自殺者も減少しているため、4月の超過死亡のほとんどが、コロナに感染しながらPCR検査を受けないまま死亡したケース、もしくは、コロナの影響で通常なら受けられる医療が受けられず死亡したケースと考えられる。

ところが、この4月の超過死亡の数が、大阪は東京についで2番目に多いのだ。しかも、東京が1056人であるのに対し、大阪は866人。人口比を考えると、大阪の超過死亡は東京を上回る計算だ。

維新信者はこうした客観的な数字をつきつけられても「大阪で感染が広がったのは吉村さんの責任ではなくたまたま」などと抗弁しているが、そんなことはない。大阪の感染拡大は、明らかに吉村知事の初動対応と関係している。

3月に早くも「経済再開」の悪手

吉村知事は当初PCR検査に消極的で、実際、日本医師会が3月中旬に発表した調査で、大阪府は検査拒否件数ナンバーワンだった。大阪市では10日間も検査を受けられず、重症化したケースも報告されている。この初期の検査拒否状況が市中感染の大きな原因となった可能性は非常に高い。

もうひとつの問題としてあげられるのが、コロナの感染力を完全に見誤り、早すぎる自粛解除をしてしまったことだ。吉村知事は3月13日の時点で、「新型コロナの特徴や弱点が見えてきた。感染が急拡大する環境を作らず、社会活動を再開させることも重要。経済活動を戻すべき時期と判断した」などと述べ、府主催のイベントや休館中の府の屋内施設を順次再開する方針を打ち出した。花見についても、自粛を求めないとしていた。これが府民のコロナへの警戒の緩みにつながっていった。

橋下時代から維新の府政・市政をウォッチし、『誰が「橋下徹」をつくったか』という著書もあるジャーナリスト・松本創はこう分析する。

「吉村知事、維新のコロナ対応において一貫しているのは、とにかく早く自粛解除して、通常の経済活動を再開させたいという姿勢です。これは維新の経済優先という体質もあるでしょうが、もっと大きいのは悲願である都構想との関係でしょう。11月になんとしてでも、住民投票を実施したい。そのためには、早く自粛が解除されないと困るわけです。3月の時点で自粛解除に前のめりになってしまったのも、5月に出前協議会という都構想の説明会が予定されていて、これを通常通り開催したい、というのがあったんじゃないかと思いますね。結局、出前協議会はコロナの影響でとりやめになりましたが、維新はギリギリまでやろうとしていましたから」

そのことによって、大阪は逆に3月後半から感染が止まらない状態になっていく。だが、その状況に対して吉村知事がとった対応もまた、支離滅裂なごまかしだらけのしろものだった。

その典型が、3月19日になって突如、21～23日の3日間にわたる「大阪府・兵庫県間の往来自粛」を呼びかけたことだ。

吉村知事はこの呼びかけの根拠として、「厚労省の提案を受けて」（松井一郎・大阪市長は「通知」と言っていた）と説明していたが、厚労省の提案文書はそもそも1人の専門家の見解をメモしただけのもので、正式な通知ではなかった。しかも、文書の記述は〈大阪府・兵庫県内外の不要不急な往来の自粛を呼びかける〉というもの。大阪と兵庫の間の往来を自粛しろ、とはひと言も書かれていなかった。

ようするに、この「大阪府・兵庫県間の往来自粛」は、なんの根拠もない、でっち上げに近いシロモノだったのだ。

兵庫県を利用して踏み台に。

当初は、吉村知事や松井市長が厚労省の文書を誤読したのかと思っていたが、実はこれ、兵庫県をスケープゴートにして、自分たちが13日に打ち出していた自粛解除からの方針転換をごまかすためのものだった。

「3月13日に自粛解除をする方針を打ち出していたのに、厚労省から感染爆発の可能性を指摘されて、何かやっておかないとまずいとなったんでしょう。しかし、いきなりすべての外出自粛を呼びかけると、矛盾が生じる。そこで、同じように感染爆発の危険性を指摘された兵庫県をスケープゴートにしたんでしょう」（大手紙府政担当記者）

しかも、兵庫県をターゲットにした背景には、井戸敏三知事との敵対関係もあったとみられている。

「井戸知事は、橋下時代から、維新の政策や政治手法に反対してきた。維新が進める都構想やカジノを厳しく批判し、2013年には、堺市長選で維新の対立候補の支援を表明したこともある。兵庫との往来自粛をぶちあげたのは、天敵だった井戸知事への嫌がらせという側面もあるんじゃないか」（在阪ジャーナリスト）

しかし、誰が見てもおかしいこの「大阪府・兵庫県間の往来自粛」方針については、ネットで矛盾を指摘する声が噴出。連休の最終日頃からは朝日新聞や毎日新聞、神戸新聞など、一部の新聞も決定プロセスに疑問を投げかけ始めた。

すると、吉村知事は連休が明けた24日、一転して次の週末は大阪・兵庫間だけでなく、全般的に自粛要請をしないことを明言。兵庫県の井戸知事はその時点で県内外の往来自粛要請を継続する考えを表明していたのに、吉村知事は自信満々で〝その必要はない〟という姿勢を示した。

さらに26日、東京都の小池百合子知事がロックダウンの可能性を口にし、週末の自粛を呼びかけた日の夜も、吉村知事は、前述したように「大阪府内でのいまの感染者数の推移では、今週末に外出の自粛をお願いすることはない」と明言した。

それが翌27日になって20人の感染者が発表されると、今度は「これまでとは状況が違う」などと称して、慌ててすべての外出の自粛を要請したのである。

カネは出さない「大阪モデル」

吉村知事の支離滅裂ぶりを物語るものといえば、例の大阪モデルもそうだ。

大阪モデルは安倍首相が緊急事態宣言の延長を表明した翌日の5月2日、松井市長が「商売を再開する基準をつくるべきだ」と発言したことを受けて吉村知事が急遽、外出自粛や休業要請を段階的に解除する大阪の独自基準の策定を指示。5月5日に発表した。

しかし、その基準というのは最初から甘いもので、感染経路不明者や自粛解除をしたいという本音がみえみえだった。

また、この大阪モデルでは、休業の再要請基準も決められており、新規の感染経路不明者数の前週比1.0倍以上、新規の感染不明者数5人以上、検査陽性率7%という条件を1つでも超えると黄信号、3つとも越えると赤信号となって、休業を再要請することになっていた。

ところが5月23日、新規の感染経路不明者数の前週比1・0倍を超えることがわかると、吉村知事は「実態に合っていない」として専門家や対策本部会議にも諮らず、一方的に基準を変更。結局、黄信号を灯さなかったのだ。

「われわれは自粛解除のためのきちんとした基準を作る」と言いながら、実際は解除ありきで、逆に基準を変えてしまう――。まさに御都合主義のきわみといっていいだろう。

経済対策や補償についても、率先してやったという印象があるが、実際は逆だ。

たしかに、吉村知事は4月に入ってから、会見などで再三にわたって「公権力が民間に休業をお願いするなら、補償もセットでやるべきだ」と主張、国に対して強い調子で休業補償を要求していた。

しかし一方で、大阪独自の休業補償は拒否し、東京都が自粛協力金の導入を打ち出しても、財政力の差を理由に消極的なまま。福岡市や千葉県市川市、神奈川県などほかの自治体が導入するという報道があって、ようやくしぶしぶ休業要請支援金制度の導入を決めたが、他府県は独自でやっているのに、大阪の場合は費用を市町村と折半するというドケチぶりだった。

しかも、この休業要請支援金をめぐっては、政府と同様、手続きの煩雑さ、システムの欠陥、支給の遅れが露呈している。特に支給遅れはひどく、6月はじめの時点で支給決定は申請の2割に満たない。

こうしてみると、吉村知事のコロナ対応がいかに、メディアで語られているイメージと違うのかがよくわかるだろう。評価できるのは、軽症者や無症状者の施設を整備したことと、十三市民病院をコロナ専門病棟にしたこと（これもやり方が強引で現場は大混乱だったが）くらい。その他の、感染予防、検査体制や医療体制の整備、自粛補償は他の自治体よりも明らかに後手に回った、場当たり的なものだったのだ。

引き立て役にされた大村知事

だが、吉村知事が狡猾なのは、こうした失策や迷走、後手に回った対応があっても、真摯な反省や謝罪の言葉は一切口にせず、ドヤ顔と自信満々の口調で言い切ることで、既定の方針、正当なプロセスの結果であるかのように錯覚させてしまうことだ。

しかも、少しでも批判されると、会見やツイッターで得意の詭弁やスリカエを駆使して猛然と反論し、反対意見を封じ込めてしまう。

メディアが〝知事バトル〟などと取り上げた愛知県の大村秀章知事との医療崩壊をめぐる論争もそうだった。

この論争は、大村知事が定例会見で第2波が来たとき医療崩壊を絶対に避ける必要があると主張するなかで、「病院に入れないということと、それから救急を断るという、この2つはやっぱり医療崩壊ですよ。それが東京と大阪で起きているわけですから、それはですね、よその国の話ではないんですね」と発言したことがきっかけだった。

吉村知事と松井市長がこれに反発し、吉村知事はツイッターで〈大阪で医療崩壊は起きていません。何を根拠に言っているのか全く不明です。受け入れてくれた大阪の医療関係者に対しても失礼な話です。東京もそうですが。根拠のない意見を披露する前に、県は名古屋市ともう少しうまく連携したら？と思います。〉と反論した。

これに対して、大村知事が「違うんであれば違うということを、データをもって言われなければいけない。（吉村知事は）ただ単に言い訳をしているに過ぎない。自宅待機が2百何十人もいるというのは、病院に入りきれていないということですよね。救急をお断りになっているということも、それぞれの病院が発表がされておられますから」と指摘したのだが、吉村知事はこんな再反論を連投したのだ。

〈大村知事「ただ単に言い訳」って酷いね。確認したら、大阪の3次救急の4病院で一部救急停止したことを「医療崩壊」と言ってるらしいが、全く違う。これは4月21日救命センター長会議において、3次救急、特定機能2次救急（65病院）で救急受け入れ余力可能数を算定し（215名）、〉

〈その範囲で公立4病院の救急を一時停止し、コロナ重症患者の治療に専念したもの。よって、役割分担してコロナの重症者にも、その他の救急にも対応した計画的措置。救急を断るものでも、「医療崩壊」でも何でもない。大村知事が事実関係も調査せずに、「大阪や東京は医療崩壊！」って謝罪もんだよ。〉

〈公立4病院でコロナ重症患者の治療の為に一部救急停止を決めたのは、4月7日～順次段階を追って進めていったが、4月21日のセンター長会議で、受け入れ可能数を算定、大阪全体でのコロナ重症患者の治療と他の救急との受け入れ可能数を総合調整。重症者の救急断り、オーバーフローは起きていないよ。〉

医療崩壊の原点は「橋下徹時代」にあり

この応酬を受けて、ほとんどのメディアは大村知事の発言を「言いがかり」「余計な発言」などと批判し、吉村知事については「さすが冷静な反論」「論争は吉村さんの圧勝」などと持ち上げた。

しかし、吉村知事の反論は一見もっともらしく見えるが、インチキもいいところだ。

前述した「超過死亡」の多さをみても、大阪で医療崩壊が起きているのは明らかだろう。しかも、吉村知事は受け入れ停止を「計画的措置」「重症者の救急断りは起きていない」などと主張しているが、現実には大阪で「救急断り」が多数発生している。

それは、消防庁が実施した4月下旬（4月20日～26日）の「救急たらい回し」についての調査によって証明されている。

この調査は、医療機関への受け入れ照会数が4回以上で、搬送先が30分以上決まらなかったケースを「救急搬送困難事案」とし、東京消防庁と政令市や県庁所在地などの消防本部を対象に行われたものだが、その結果、大阪市消防局の「たらい回し」は昨年同時期に比べ66件増加しており、東京消防局に次ぐ増加件数を記録していた。

時事通信（4月18日付）の報道によると、大阪の4病院が救急患者の受け入れを停止したり一部制限したりしたことについて、日本救急医学会の嶋津岳士代表理事は「通常の体制を維持できず、救急医療の崩壊は既に始まっている」と指摘していた。

また同記事では、4月13日から重篤な患者の受け入れを停止した大阪急性期・総合医療センターの担当者が「苦渋の選択。コロナの重症者が増え続ける中、通常の救急体制を維持するのは難しい」と話していた。

いったいこれでどうして「救急受け入れ停止は計画的措置」という話になるのか。危機的状況に切羽詰まって救急受け入れを停止したのを、取り繕って「計画的」と言っているだけではないか。

同じく大村知事が指摘した「自宅待機」問題も同様だ。これも明らかな事実で、感染が拡大していた4月下旬、大阪ではPCR検査で陽性と判定されたにもかかわらず、「2百何十人」どころか、300人以上の自宅療養者がいたことが判明している。

しかも、この医療崩壊をめぐっては、メディアや世論が見逃している問題点がもうひとつある。それは、吉村知事や松井市長、そして2人のボスである橋下徹の〝医療切り捨て〟方針が大阪の医療の危機やPCR検査拒否を招いた大きな原因になっていることだ。

橋下徹は府知事・市長時代、多くの医療関係者が「医療崩壊を招く」と反対したにもかかわらず、大阪府立や市立病院の統廃合や補助金カットなどの計画を強引に進めた。

実際、大阪では、橋下・吉村が知事・市長を務めた12年間の間に、公務員の医師、看護師などの病院職員数は8785名から4360名と半減。また、保健所などを含む衛生行政職員数も1万2232名から9

278名と、25％も削減されている。もちろん、この数字は民間委託や独立行政法人化によるものも含まれているので、そのままの数が減少したということではないが、公的な医療体制が圧倒的に貧弱になっていることは紛れもない事実だ。

ワクチン開発をめぐるパフォーマンス

そういう意味では、吉村知事や維新は「迅速な対応で大阪府民の命を守った」どころか、「コロナの感染を拡大し府民の健康や生命を脅かした存在」ともいえる。しかし、それでも吉村人気は高まる一方で、メディアやネットは冒頭で指摘したように「吉村さんはよくやっている」「決断力がある」「府民のことを考えている」という声で埋め尽くされているのが現実だ。

これは前述したように、自信満々の言い切り、詭弁を弄した批判の封じ込めによる失点隠しに加え、〝やってる感〟をアピールするパフォーマンスが大きい。

吉村知事や松井市長のやっていることをみると、実際の効果などおかまいなし、代表的なのが不足する医療用ガウンの代替品として、2人が呼びかけた「雨がっぱ」の寄付だ。市職員は問い合わせが殺到した電話への対応や、市役所に持ち込まれる雨がっぱの整理に追われ、延べ500人以上が作業にあたったが、そんな無駄なことよりも医療用ガウンの確保に力を入れるべきだという批判の声もあがった。

また、他人の功績をまるで自分の手柄のようにアピールするのも得意技だ。

4月14日、吉村洋文知事と松井一郎市長が会見を開き、「大阪府内のあらゆる医療機関・関係機関が連携することにより、予防ワクチン・治療薬の研究開発をスピード感を持って進め、いち早く実用化させる」「早ければ7月から開始予定。9月から実用化に向かう。年内には10万から20万単位でワクチン投与させる」とぶちあげた。これだけ聞くと、吉村知事らが主導して、オール大阪でワクチン作りを始めたように聞こえるが、そうではない。

このコロナワクチンはもともと、3月の時点で大阪大学の森下竜一教授とバイオベンチャーの「アンジェス」が共同で開発を計画したもの。ところが、吉村知事らはこのプロジェクトに協力を持ちかけて、まるで自分たちの手柄にしてしまったのである。

吉村知事は6月17日にも、定例会見で「オール大阪体制で開発を進めてきた新型コロナウイルスのワクチンについて6月30日から人への治験を開始することが決まった」といち早く発表したが、これも完全にスタンドプレーだった。

当のアンジェスは自社のＨＰで、「6月16日および17日に、新型コロナウイルス感染症向けワクチン開発についての一部報道がございましたが、弊社から発表したものではありません」という明らかに不快感を表明するコメントを発表していた。

「吉村知事は秋には数百単位、年末には10～20万単位の製造が可能などとぶちあげたが、このワクチンにはまだまだ課題も多い。感染者が減少している日本だけで大規模な治験を行うのは難しいので、開発が遅れて、そのうち変異によって効かなくなる可能性もある。また、ＤＮＡワクチンはウイルスベクター型のワクチンより有効性で劣るという指摘もあり、本当に実用できるかどうかはまだ断定できない」（製薬業界関係者）

しかし、この厚顔無恥なアピールに、大阪府民、さらには日本国民がコロリと騙されてしまったのである。

前出のジャーナリスト・松本創も半ば感心するようにこう話す。

「吉村さんは、橋下徹氏のイメージ操作、インパクト重視、メディア利用というポピュリズム的手法を忠実に受け継いでいる政治家と言えるでしょう。しかもそれをスマートにブラッシュアップしているので、より広い訴求力がある」

「吉村人気」に群がったテレビ局

しかし、この吉村知事の詐欺的手法の国民が騙された背景には、共犯者がいる。それは他でもないテレビ局だ。

6月初め、Twitter上でこんなハッシュタグがトレンド入りしていたのをご存知だろうか。

「#関西民放5局の偏向報道に抗議します」

このハッシュタグが一体、関西民放5局の何に抗議しているのか。それは、在阪テレビ局が吉村知事らを連日のように出演させ、さらにワイドショーや情報バラエティで吉本芸人らが無批判に吉村知事を持ち上げつづけるという〝維新礼賛〟報道に対する抗議だった。

実際、この間の吉村知事のテレビ出演回数は異常ともいえるものだ。「知事の日程」から割り出したところ、吉村知事のテレビ出演回数は、3月に8本、4月は23本、5月はさらに増え、なんと合計30本にものぼった。

テレビ東京以外の民放キー局と在阪民放5局を制覇し、民放のみならずNHK大阪放送局の番組も定期的に出演……。どんな人気タレントでもほぼ連日のこのようなテレビ露出はありえないだろう。

この間、「吉村寝ろ」などというハッシュタグが生まれ、吉村知事の体調を心配する声がネット上であがっていることをワイドショーやスポーツ紙などがこぞって取り上げたが、たんに吉村知事がテレビに出演しまくっていたからであって、実際には寝る間も惜しんで実務にあたるどころか、積極的にテレビに露出することを選んでいたのだ。

どうしてこれが「新型コロナと戦う知事」となるのかさっぱりわからないが、問題はテレビがこうした吉村知事の自己宣伝に手を貸して、テレビに出演させ続けていることだ。本来は新型コロナ対応を客観的に検証すべきなのに、その責任を放棄し「視聴率がいいから」と、われもわれもと出演をオファーし、無批判に持ち上げつづける。

このメディアの無責任体質を考えると、吉村知事の人気はまだまだ続き、へたをしたら、気がついたら総理大臣という事態も決してなくはない。そのときに詐欺的政治手法に気づいて後悔しても遅いと思うのだが……。（文中敬称略）

▼時代を変える著名人の「SNS政治参加」

「検察庁法改正案」を廃案に追い込んだ芸能人たちの「政治覚醒」

これまでタブー視されてきた芸能人の「政治発言」がいま大きなうねりとなって日本を席巻している。検察庁法改正案を廃案に追い込んだ歴史的「SNSデモ」を振り返る。

文=リテラ編集部+コロナ問題特別取材班

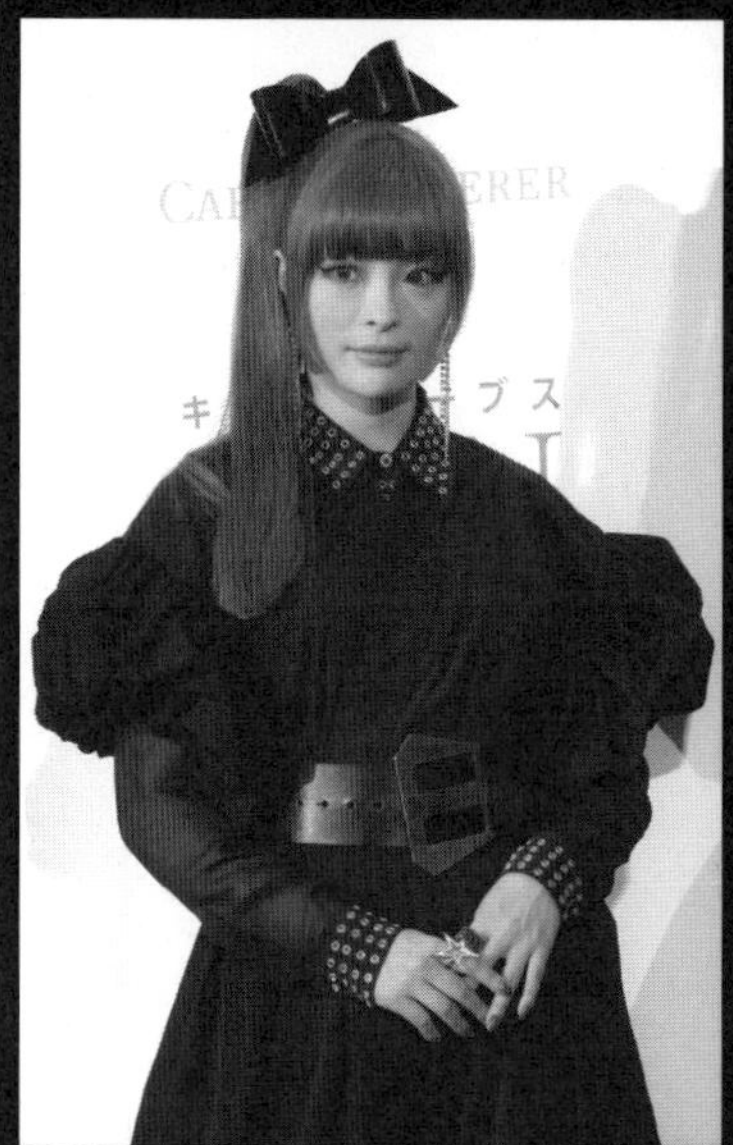

●政治発言自体がニュースになった「きゃりーぱみゅぱみゅ」

どさくさの手法に怒りが爆発

　コロナの感染拡大という未曾有の危機に苦しめられたこの数ヵ月。しかし、そのなかで1つだけ希望が見えたできごとがあった。それは、これまで政治的なことに口をつぐまされていた多くの芸能人が安倍政権に批判の声を上げるようになったということだろう。

　ターニングポイントになったのは、検査・医療体制の整備や、休業補償などコロナ対応ですべてが後手後手だった安倍政権が5月、「検察庁法改正案」を強引に審議入りさせたことだった。

　これに多くの国民が反対の声を上げ始める。ネットでは「#検察庁法改正案に抗議します」の署名呼びかけに300万件以上もの署名が集まり、これまでの常識からすると信じられないほど多くの芸能人や文化人が抗議の声を上げ始めた。

　ふだん政治的な問題にコミットしている人たちだけではなかった。俳優の井浦新や俳優・モデルの水原希子、ミュージシャンのコムアイ、オカモトズのオカモトレイジ、Licaxxxにくわえ、きゃりーぱみゅぱみゅ、いきものがかり・水野良樹、お笑い芸人では大久保佳代子、さらには政権批判つぶしに熱心だったはずのあの糸井重里までが、この検察庁法改正案に抗議した。

　もちろん抗議の声は当然のものだった。この検察庁法改正は、安倍政権が〝自分たちの番犬〟である黒川弘務・東京高検検事長（当時）を強引に検事総長に据えるために、違法な定年延長を後付けで合法化すべくこれまでの法律を変えてしまおうという、めちゃくちゃなものだったからだ。

　黒川前検事長はそれまで安倍政権の不正をめぐる捜査をことごとく潰してきた。

　小渕優子経産相（当時）の公職選挙法違反疑惑で秘書のみが在宅起訴で終わったのも、贈賄側の実名証言まであった甘利明経済再生相（当時）の口利きワイロ事件で甘利本人はおろか秘書すら立件されなかったのも、森友学園への国有地不正売却や公文書改ざんで政権や財務省への捜査が潰されたのも、黒川氏が現場に圧力を加えた結果だといわれている。法務大臣官房長だった黒川氏はその後、事務次官、東京高検検事長と出世してきた。

ところが、その黒川氏が2020年2月に定年を迎えることになったため、安倍政権は、検事長の定年63歳というそれまで1度も例外がなかった規定をくつがえし、黒川検事長の定年を半年間延長することを閣議決定。そのまま検事総長に就任させるシナリオを押し進めた。

辻褄を合わせるための、森まさこ法相らのインチキ答弁などには強い反発の声が上がったが、安倍政権はそれでも方針を変えず、今度は、この人事を正当化するため、国家公務員の定年延長に乗じて、内閣の判断で検察官の「役職定年」を延長できるようにする検察庁法改正案を強引に審議入りさせたのだ。

安倍首相は新型コロナをめぐってはまったく指導力を発揮せず、後手後手対応を続けてきた。ところが、この問題では行政手続きや法律をねじ曲げてまで、黒川検事長を検事総長にしようとしたのだ。しかもコロナのどさくさにまぎれて、である。

主張を始めた芸能人・文化人たち

その後、黒川検事長と新聞記者らによる賭け麻雀が発覚し、黒川氏は検事長を辞職。ゴリ押ししようとしていた検察庁法改正案も、結局廃案になったのはご存知の通りだ。

結果的には賭け麻雀報道が決定打となったが、それ以前に当初予定した強行採決が先延ばしになり、今国会での成立断念に追い込んだのは、多くの国民が「反対の声」を上げたことなのは間違いない。

象徴的だったのが、有名人や芸能人、文化人の動きだ。俳優、ミュージシャン、お笑い芸人、作家、漫画家、声優、映画監督、さまざまなジャンルでものすごい数の人たちが「#検察庁法改正案に抗議します」というハッシュタグをツイートして、声を上げた。

一部を紹介しよう。

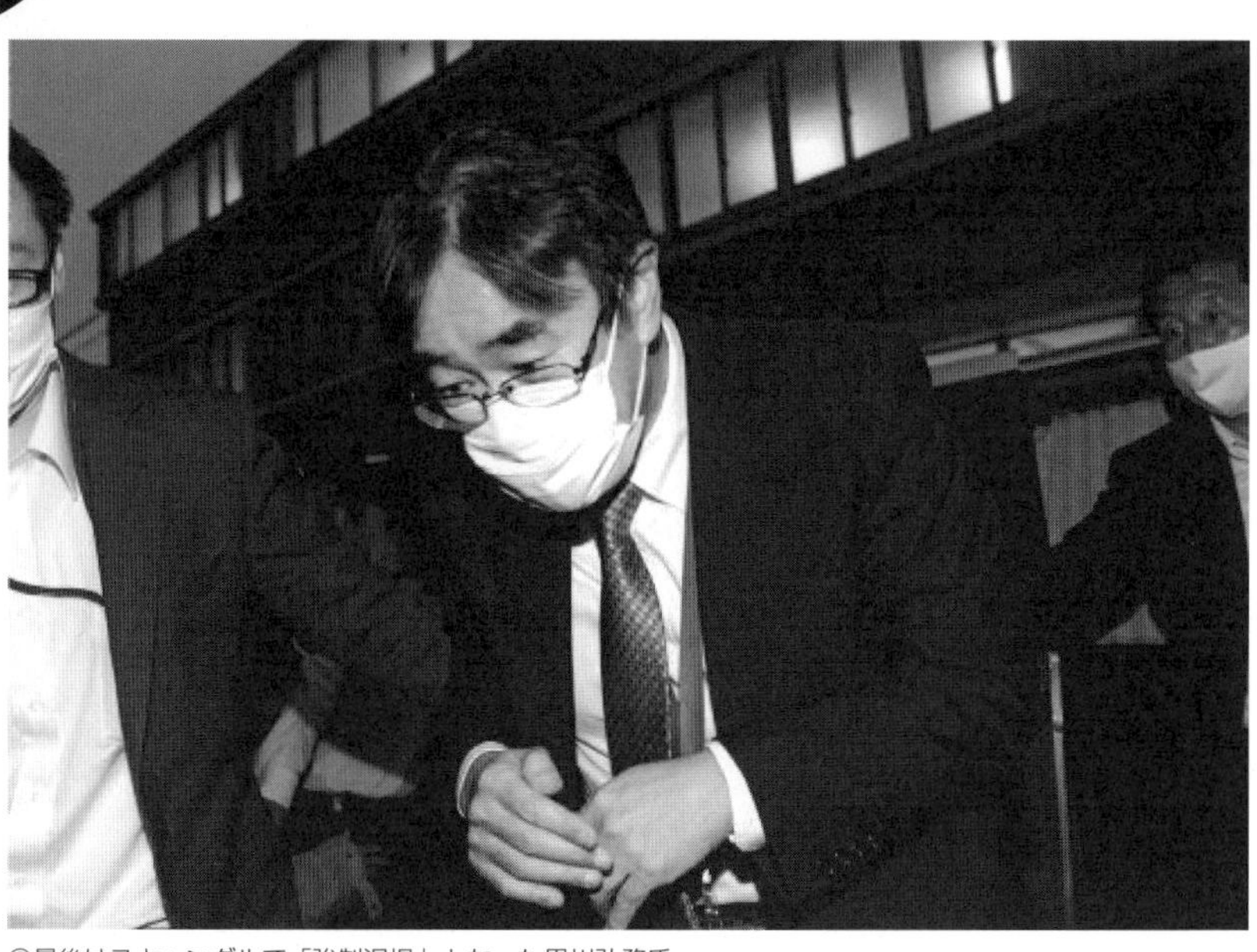

●最後はスキャンダルで「強制退場」となった黒川弘務氏

【井浦新】

〈もうこれ以上、保身のために都合良く法律も政治もねじ曲げないで下さい。この国を壊さないで下さい。#検察庁法改正案に抗議します〉

【城田優】

〈大事なことは、ちゃんと国民に説明してから、順序に則って時間をかけて決めませんか？　そんなに急ぐ必要があるんですかね。#検察庁法改正案に抗議します〉

【古舘寛治】

〈独裁国家よりも民主主義の方がずっとマシなので、どうあっても　#検察庁法改正案に抗議します〉

【西郷輝彦】

〈これはダメですよ。#検察庁法改正案に抗議します〉

【オカモトズ　オカモトレイジ】

〈身近な信頼できる人達がみんな抗議してるから、どういうことだろう？　と思って調べてみたらマジで半端ねぇ事が起きてた。みんなもちょっと調べてみて。ゲームの攻略サイト見るくらいの感じで理解できたよ。#検察庁法改正案に抗議します〉

【いきものがかり　水野良樹】

〈どのような政党を支持するのか、どのような政策に賛同するのかという以前の問題で、根本のルールを揺るがしかねないアクションだと感じています。#検察庁法改正案に抗議します〉

【コムアイ】

〈東京高検検事長の黒川弘務の違法な定年延長に抗議し黒川氏の辞職を求める「Change.org」での署名の呼びかけをリツイートして〉〈サインしました！　現政権を支持したことはないですが、選挙だけで全てが決まるわけではありません。政治を諦めない。ことあるごとに、賛成か反対の立場であるか、わたしは判断して見ていますよ、という市民の存在感はすでに力を持っています。#検察庁法改正案に抗議します〉

【AAA　末吉秀太】

〈自分達の未来を守る為に。#検察庁法改正案に抗議します〉

【LOVE PSYCHEDELICO ギタリスト NAOKI】

〈コロナで大変なこの今、黒川検事長定年延長のため不要不急の「検察庁法改正」が強行されます。法改正してまで、退任後の逮捕を逃れようと我が国の総理大臣は実は必死なのです。そんな他に全く理由のない法改正がこの国ではどさくさに紛れて通ってしまう。一言言っていいですか？　この火事場泥棒！〉

【MONGOL800　キヨサク】

〈#検察庁法改正案に抗議します 200万リツイート突破〉

【ホフディラン 小宮山雄飛】

〈おはよう世界！今日も明日も明後日もPOPに行きましょう。そのために、#検察庁法改正案に抗議します〉

【Licaxxx】

〈NHKのWEB記事「揺らぐ〝検察への信頼〟～検事長定年延長が問うもの～」をリツイートして）〈この記事で大まかな流れと何が問題なのかがわかる。#検察庁法改正案に抗議します 歴代検事総長などの検察OBや現職の幹部たちに徹底取材。危惧していたのは「検察の独立性」に対する信頼です。〉

【ウーマンラッシュアワー 村本大輔】

〈#検察庁法改正案に抗議します なんでこのハッシュタグがバズってるか、わからない人、このニュースがわかりやすいよ。もしおかしいと思ったら声あげよう。検察という番犬を飼い慣らして、自分達を逮捕できないような仕組みを作ろうとしてるとしか思えない。〉

〈しかもコロナで国民が生活という目の前のことに盲目になってるドサクサにまぎれてコソっと通そうとしてるところに姑息さを感じる。〉

【ハマカーン 神田伸一郎】

〈#検察庁法改正案に抗議します 人それぞれの信念だから政治と宗教についてはツイートしないのだけど、これはさすがにルール違反だからね。〉

また水原希子は、ジャーナリストの青木理が『サンデーモーニング』で検察庁改正法案の問題点を解説する動画などをリツイートし、さらに〈内閣総理大臣：【要請】東京高検・検事長黒川弘務氏の違法な定年延長に抗議し、辞職を求めます〉と署名を呼びかけた。

ほかにも、俳優では浅野忠信や鈴木砂羽、ミュージシャンの岸田繁、高野寛、SKY-HIことAAAの日高光啓、野宮真貴、元AKBの秋元才加、お笑い芸人では大久保佳代子までが〈#検察庁法改正案に抗議します〉とツイートしていた。

作家やクリエイターたちからも、続々安倍政権のゴリ押し検察庁法改正に批判の声があがった。

【宮本亜門（演出家）】

〈このコロナ禍の混乱の中、集中すべきは人の命。どうみても民主主義とはかけ離れた法案を強引に決めることは、日本にとって悲劇です。#検察庁法改正案に抗議します〉

【島田雅彦（作家）】

〈見逃してくれよ、といわれて、いちいち見逃す検察を見過ごすな。#検察庁法改正案に抗議します〉

【村山由佳（作家）】

〈猫と美味しいもののことだけ呟いていたかったけど、これは駄目だ。これだけは駄目だ。日本の最高権力者が、自分を守ってくれる人間を検察のトップに据えようとしてる。国民をナメとんのか、ワレ。ハッシュタグで声をあげよう。数で動かせるものがまだあると信じて。#検察庁法改正案に抗議します〉

【俵万智（歌人）】

〈#今日のアテ　そんなんばっかりつぶやいていたかったけどこれはあかんわ　#検察庁法改正案に抗議します〉

【大友良英（作曲家）】

〈こんなものを通したら民主主義の根幹が崩れかねないとわたしは考えています。政党超えて、この法案を止める力のある国会議員には反対してほしいし、新聞を含むメディアもことの深刻さを伝えてほしいと思います。#検察庁法改正案に抗議します〉

【松本隆（作詞家）】

〈#検察庁法改正案に抗議します〉

【金子修介（映画監督）】

〈#検察庁法改正案に抗議します　法務大臣の答弁は、審議出来る以前の不可解な答弁。〉

【入江悠（映画監督）】

〈うそついて退学させられそうなので担任の先生を買収する、みたいな。#検察庁法改正案に抗議します〉

〈まだに俳優やタレントが政治について語るなという変な抑圧がありますが、勇気もって発信された方には心より連帯を表明します。日本にはもっとロバート・デニーロやクリス・エヴァンスがいていい。#検察庁法改正案に抗議します〉

マンガ家や文化人も「参戦」

作家に比べると普段は政治的発言をする人の少ないマンガ家からも多くの人が声をあげていた。

【南Q太】

〈国を壊してはいけないよ　#検察庁法改正案に抗議します〉

【田亀源五郎】

〈主権者として、こんなの黙っていられません。#検察庁法改正案に抗議します〉

【吉田戦車】

〈得意技の「ある組織の人事を自分の都合のいいものにする」を、いつまでも使わせてちゃいかん。#検察庁法改正案に抗議します〉

【羽生生純】

〈国家公務員の定年延長の是非に紛れ込ませて検事長の定年も延長させるつう手口みたいだけど理由が薄いし問題をゴッチャにして意を通そうとするのはコスい。#検察庁法改正案に抗議します〉

【島崎譲】

〈まさかそこまでやるわけない！　をやるのが現政権の恐ろしさです。#検察庁法改正案に抗議します〉

〈漫画家の先生方はたくさん掲げています。心強いです　#検察庁法改正案に抗議します〉

マンガ界からはほかにも、二ノ宮知子、けらえいこ、榎本俊二、江口寿史、伊藤潤二、松田洋子、羽海野チカ、ヤマシタトモコ、ねむようこ、小玉ユキ、しりあがり寿、さそうあきら……とジャンル問わず多くの人が声をあげているし、アニメ界からも『エヴァンゲリオン』の碇シンジ役などで知られる声優の緒方恵美が〈#検察庁法改正案に抗議します〉とツイートした。

変わったところでは、筋トレ自己啓発で知られるTestosterone（テストステロン）がこんな辛辣な批判をしていた。

〈俺がハッシュタグを使うなんて、滅多にないんだからね！　独裁国家って突然誕生するのではなく、こうして音を立てずにしれっと進んでいく内に取り返しのつかないところまで行くんだろうなぁ。今はこうしてTwitterで国民が一丸となって声を上げられるので素敵ですね。#検察庁法改正案に抗議します〉

メンタリストDaiGoも安倍首相の姿勢をこう批判した。

〈意味があるかはさておきの布マスクは届かないにもかかわらず、権力闘争は抜かりない総理。#検察庁法改正案に抗議します〉

ほかにも、美術家の会田誠や奈良美智、作家の綾辻行人に平野啓一郎、『この世界の片隅に』の片渕須直監督、元格闘家でタレントの髙田延彦、バレーボールの大山加奈選手などなど、ジャンルも世代も普段の政治的立場も超えて数多くの人たちが声をあげたのだ。

しかも、彼らのツイートを見ていると、たんにムーブメントに乗っかっているのでなく、問題の重大性を認識し、本気で危険性を感じとっていたことがよくわかる。

たとえば、小泉今日子は大友良英や村山由佳の改正案批判ツイートをリツイートしたうえで、繰り返しこの問題をツイートし続けた。

〈もう一度言っておきます！ #検察庁法改正案に抗議します〉

〈1・000・000超えました。この目に焼き付けました。おやすみなさい #検察庁法改正案に抗議します〉

〈おはようございます。#検察庁法改正案に抗議します〉

小泉今日子&きゃりーの覚醒

小泉以外にも多くの著名人がこの問題に関して何度も繰り返しツイートしている。

また、きゃりーぱみゅぱみゅは〈#検察庁法改正案に抗議します〉とツイートした際、「桜を見る会と検察庁法改正案の相関図」と題された恋愛ドラマの相関図を模したパロディ画像を紹介したのだが、そこには安倍首相や黒川検事長の写真の入った解説チャートとともに「ここまでのあらすじ」として、「森友学園に国の土地を安く売ったり、国のお金を勝手に使って桜を見る会を開いたりしているんじゃないかと疑われていた安倍晋三は、ずっと黒川検事長に守ってもらっていた。これからも逮捕されたくない晋三だったが、黒川の検事長としての定年が近づいていた…」などとも書かれている。きゃりーは完全に問題の本質を理解したうえで、このハッシュタグをツイートしていたのだ。

しかも、きゃりーはネトウヨ安倍応援団からの攻撃にも見事な反撃をしていた。

実はいま、声を上げた芸能人や有名人に対して、安倍応援団で右派系オピニオン誌の常連執筆者である政治評論家・加藤清隆が批判リプを飛ばしまくっている。

俳優の浅野忠信に対して〈浅野君、こういうデタラメな陰謀論に与せず、役者として全うして下さい。期待してます。〉、きゃりーぱみゅぱみゅには〈歌手やってて、知らないかも知れないけど、検察庁法改正案は国家公務員の定年を65歳で揃えるため。安倍政権の言いなりになるみたいな陰謀論が幅をきかせているけど、内閣が検察庁を直接指揮することなどできません。デタラメな噂に騙されないようにね。歌、頑張って下さい。〉と上から目線の説教ツイートを行なった。

ところが、きゃりーぱみゅぱみゅはこの典型的なマンスプレイニング的ツイートをこう一蹴したのだ。

〈歌手やってて知らないかもしれないけどって相当失礼ですよ、、、〉

その広がりは、２０１５年の安保法制のとき以来か、それ以上かという勢いだった。

きゃりーぱみゅぱみゅは後にツイートを削除したが、しかしいつものような安倍応援団やネトウヨ・ネトサポの攻撃や嫌がらせでも止まらないほど、このムーブメントは大きなものとなっていった。

そしてついには、検察庁法改正案は廃案に追い込まれたのである。

普段、芸能人の政治的発言とくに政権批判が忌避される日本にあって、なぜここまで多くの芸能人が声を上げたのだろうか。それはやはり、コロナ問題と無縁ではないだろう。

多くの人が、検察庁法改正案に反対していた理由は2つある。もちろん1つは検察人事を内閣が握るという改正そのものの危険性と、しかも一刻も早くとるべきコロナ対応が遅々として進まないにもかかわらず検察庁法改正案をごり押ししようとしたことだ。

コロナ感染が拡大するなか、検査・医療体制の整備も、自粛や休業にともなう補償もまったく進めない安倍政権に対しては、検察庁法改正問題よりも前から、多くの人々が批判の声を上げていた。

それは、芸能人やクリエイターたちも例外ではない。緊急事態宣言よりもはるかに前から、イベント自粛要請により、音楽・演劇・映画など様々なカルチャーに関わる人々の生活が危機にさらされていた。

諸外国がアートやカルチャーに対して手厚い補償・支援を打ち出すなか、「自粛」を呼びかけるだけであとは自己責任とばかりになんら支援を打ち出さない安倍政権に対して、様々なジャンルで補償を求める動きが起き、数多くの芸能人やアーティストたちも署名を呼びかけるなど積極的に声を上げていた。

個人の生活と政治は切り離せるものではない。黙っていたら、政府は何もしない。コロナによって生活が危機にさらされるなか、芸能人だけでなく多くの国民がそのことを実感しただろう。また世界各国のコロナ対応をリアルタイムに目の当たりにするなかで、安倍政権の異常さも露呈した。

その結果、多くの人々が安倍政権にＮＯの声を上げた。その象徴が、検察庁法改正案をめぐるムーブメントだったのだ。

これまで安倍政権は、悪法をゴリ押し成立しても、森友・加計をはじめとする不祥事を起こしても、時間が経てば国民は忘れるとタカをくくり、横暴と悪政を繰り返してきた。しかし、今回のこのムーブメントが国民の政治への関わり方を変えるきっかけとなるかもしれない。（文中敬称略）

▼「間髪いれずに」一気呵成！

お笑い芸人もビックリ！コロナ対策記者会見「空前絶後」のアベ語録

中身が伴わないコロナ対策を
国民にアピールし続けた安倍首相。
お笑い芸人張りのかつてない「アベ語録」を
一気呵成、間髪いれずに紹介する。

文＝コロナ問題特別取材班

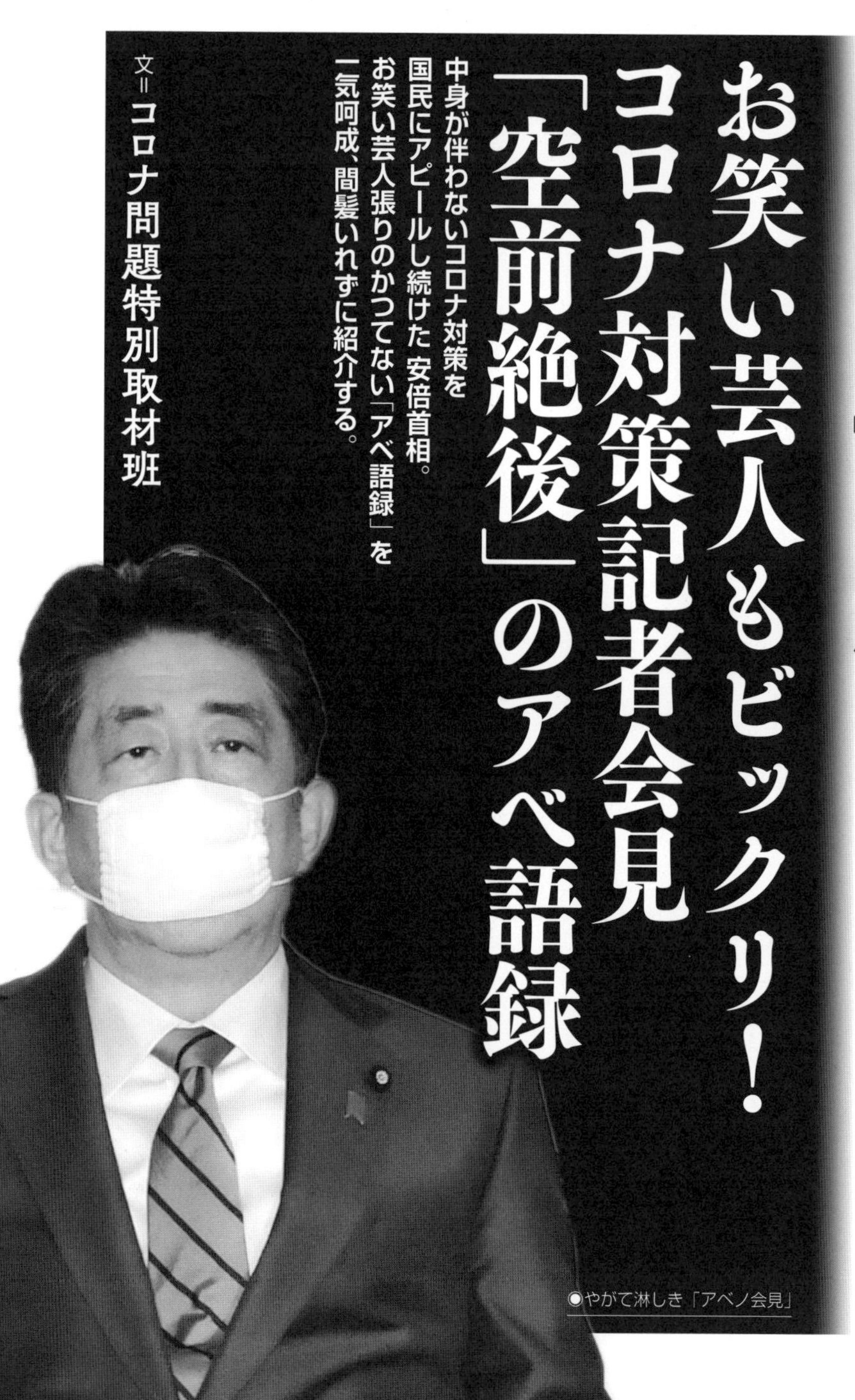

◉やがて淋しき「アベノ会見」

なぜか心に響かない「アベ語録」

安倍首相は5月までに、新型コロナ感染症に関する記者会見を合計8回、行っている。初回は本格的対策が始まった2月29日で、3月に2回、4月に2回、そして5月には3回の会見を開いた。

最初の記者会見（2月29日）で、まだ質問が続いているにもかかわらず、短時間で一方的な会見打ち切りを宣言したことから批判が続出。その後はフリージャーナリストの質問にも答えるなど、世論を意識した対応に変化したが、その中身は「情緒的な言葉が並ぶだけで中身がまったくともなっていない」と厳しい評価が多い。

質疑応答の前の冒頭発言で目立つのは、「**かつてない**」「**空前絶後**」といった大げさとも思えるフレーズだ。これは記者会見に限らず、国会答弁にも共通する現象だが、スピーチライターが用意している原稿とはいえ、言葉だけが先行する「コロナ対策」には鼻白む国民も少なくない。

過去8回の会見における安倍首相の「コロナ語録」と、その内容を振り返り検証してみる。

【2月29日】

〈未来を先取りする変革〉

「中小・小規模事業者の皆さんが直面する課題について、その声を直接伺う仕組みをつくり、**強力な資金繰り支援**をはじめ、地域経済に与える影響にしっかりと対策を講じます。そして、この機に、感染拡大防止の観点からも、テレワークなど、ＩＴ技術を活用しながら、社会のあらゆる分野で遠隔対応を進め、**未来を先取りする変革を一気に進めます**」

〈必要な措置は躊躇なく実施〉

「さらに今後、一定の地域において急激な感染の拡大などが見られた場合にどのような措置を採るか。その具体化はもはや待ったなしです。既に政府として基本方針をお示ししているところでありますが、あらゆる可能性を想定し、国民生活への影響を最小とするために、立法措置を早急に進めてまいります。今後とも国民の健康と安全を守ることを何よりも最優先に、**必要な措置は躊躇なく実施する考えであります**」

この日の会見では、小中学校、高校の臨時休校が発表された。

この時点ではまだ、国内感染者はダイヤモンド・プリンセス号の乗船者が中心で、人が集まるイベントなども全国で開催されていた。

安倍首相はダイヤモンド・プリンセス号の状況について「クルーズ船も含め、これまで日本国内で陽性と判定された方々のうち140名を超える皆さんが既に回復し、退院しておられます。このウイルスに感染しても、多くは軽症であるとともに、治癒する例も多い。これが専門家の皆さんの評価です」と、不安を打ち消すアナウンスをしている。結果論ではあるが、その後の状況を考えれば正確な状況認識、危機感が不足していたとの批判は免れないだろう。

PCR検査の問題についても、すでにこの会見で「検査がしたくても保健所で断られ、やってもらえないという御指摘をたくさん頂いております。保健所は都道府県や政令市の組織ですが、政府として、医師の判断において感染を疑う場合には検査を行うよう、これまでも繰り返し依頼を行ってきたところです」と説明しているが、検査についてはついに最後まで、件数が目標数に至らなかったのは周知のとおりである。

【3月14日】

〈間髪を入れずに〉

「感染が世界的な広がりを見せなか、日本を含む世界中のマーケットが動揺しており、今後、世界経済の更なる落ち込みも懸念されます。動向を注意深く見極めながら、**今後も機動的に、必要かつ十分な経済財政策を間髪を入れずに講じます**」

〈一気呵成〉

「現在は、あくまで感染拡大の防止が最優先でありますが、その後には、日本経済を再び確かな成長軌道へと戻し、皆さんの活気あふれる笑顔を取り戻すため、**一気呵成に、これまでにない発想で、思い切った措置を講じてまいります。**その具体的な方策を、地域経済の実情を十分に踏まえながら、政府与党の総力を挙げて練り上げてまいります。地域の声、現場の声に耳を傾けることで、**全国津々浦々、心をひとつに、まさにワンチームで現在の苦境を乗り越えていきたい**と考えています」

WHOがパンデミックを宣言し、国内で新型コロナウイルス感染症に関する特別措置法の改正案が前日に成立したことを受けての会見である。

甲子園のセンバツ大会が中止となり、東京五輪の開催を危ぶむ声が上がるなど各所に危機感が広がるなかでの会見であったが、安倍首相はまだこの時点で「人口1万人当たりの感染者数を比べると、我が国は0・06人にとどまっており、韓国、中国のほか、イタリアをはじめ、欧州では13ヵ国、イランなど中東3ヵ国よりも少ないレベルに抑えることができています。こうした状況を踏まえれば、現時点で緊急事態を宣言する状況ではないと判断しています」とし、すぐには緊急事態宣言を発出しなかった。

「一気呵成に、これまでにない発想で、思い切った措置」を講じるとした首相だが、その2週間後、初めての具体策として発表されたのは、あの「アベノマスク」の配布だった。

【3月28日】

〈希望の灯をともす存在〉

「さらには現在、治療薬やワクチンなどの開発に向けて、大学や民間企業でも様々な動きが出てきています。これらを政府が力強く後押しすることにより、あらゆる可能性を追求します。日本だけでなく、世界中を未曾有の不安と恐怖が覆う中で、**日本は持ち前のイノベーションの力で、希望の灯をともす存在でありたい**と願っています」

〈人類を導く希望の灯火〉

「先週、日本にやってきた聖火は、人類の希望の象徴として、我が国でその火をともし続け、来るべき日に力強く送り出すことにしたいと思います。この聖火こそ、今、**まさに私たちが直面している長く暗いトンネルの出口へと人類を導く希望の灯火であります**。人類が新型コロナウイルスに打ち勝った証として、国民の皆様とともに来年のオリンピック・パラリンピックを必ずや成功させていきたい」

東京五輪の1年延期が発表された直後の会見。国内感染者が急増の兆しを見せていたなかでの会見であったが、いまだに緊急事態は宣言されず、具体的な経済対策も打ち出せない状況に、国民の不満が頂点に達していた時期である。

首相は「皆さんにこの困難を乗り越えていただくために、新しい給付金制度を用意いたします。現下の厳しい現実を踏まえ、これまでにない規模で、前例のない中小・小規模事業者支援を実施いたします」と語ったが、「遅い、少ない、分かりにくい」の批判はますます大きくなっていく。

人類とコロナの戦いと五輪を結びつける冗長なスピーチも不評だった。「五輪開催にこだわったために対策が後手に回ったのではないか」との疑念を持たれていたため、「来年どうなるかは誰も分からない」との反応が多かったのは当然である。

【4月7日】

〈世界的にも最大級〉

「その強い危機感のもとに、雇用と生活は断じて守り抜いていく。そのために、GDPの2割に当たる事業規模108兆円、**世界的にも最大級の経済対策を実施する**ことといたしました。困難に直面している御家族や中小・小規模事業者の皆さんには、総額6兆円を超える現金給付を行います。1世帯当たり30万円に加え、次の児童手当支払に合わせ、1人当たり1万円を追加することで、お子さんの多い御家庭の家計もしっかりと下支えします」

〈恐れるべきは、恐怖それ自体〉

「今、**私たちが最も恐れるべきは、恐怖それ自体です。**SNSで広がったデマによって、トイレットペーパーが店頭で品薄となったことは皆さんの記憶に新しいところだと思います。ウイルスという見えない敵に大きな不安を抱くのは、私も皆さんと同じです」

この日の会見は、史上初となる緊急事態宣言の発出を受けたもので、もっとも高い注目を集めた記者会見であった。

NHK、民放キー局は軒並み会見を中継し、その合計視聴率は69・2％。外出自粛が求められていたなか、国民のほとんどが中継を見ていたと思われる。

この会見では、有名になった「接触8割削減」の数値目標や、ロックダウンを実施しないこと、事業者向けの給付金などが説明されたが、具体的な経済対策の詳細はなく、この日に語られた内容に特筆すべき点は少ない。

「世界的にも最大級」という胸を張った経済対策にしても、いわゆる「真水」部分はごくわずかという指摘がなされ、1世帯30万円案も後に撤回されている。

【4月17日】

〈スピードを重視〉

「リーマンショックのとき、全国民一律に配付した定額給付金の際には、皆さんに案内をお送りする作業だけで3ヵ月もの時間を要しました。そのため、**今回はスピードを重視する**とともに、申請する人が殺到して感染リスクが高まることを避ける観点から、手続については市町村の窓口ではなく、郵送やオンラインによることにしたいと考えています」

〈未来を変える〉

「でも、私たちにはもっとできることがあります。それは**目の前の現実に立ち向かうだけでなく、未来を変える**ことです。私たち全員が、今、不要不急の外出を避けることで、2週間後の新規の感染者数を劇的に減らすことができます。それは間違いなく、医療現場の負担を減らすことにつながります。2週間後の医療現場の状況を決めるのはまさに今なのです」

緊急事態宣言から10日間。国内感染者数がピークにさしかかり、経済の先行きが見えないなかでの記者会見。当初の30万円の給付案は「1人一律10万円」となり、申請についてはマイナンバーを利用したオンライン申請などを活用すると発表された。

だが、何よりスピードを重視するはずだった給付は、自治体との連携不足もあって、6月になっても滞るケースが多発している。

この日の質疑応答では、SNSで炎上した「星野源とのコラボ動画」について問われ、安倍首相は次のように答えている。

「また、若い皆さんの今、感染が増えている中で、若い方々が移動することによって感染が拡大する。若い皆さんにどのようになるべく自宅で、外出を自粛していただくかという声を伝えるということで様々な工夫をさせていただきました。**もちろん様々な批判があったということは受け止めておりますが、賛否両論あったのだろうと、こう思います**」

【5月4日】

〈断腸の思い〉

「感染症の影響が長引く中で、我が国の雇用の7割を支える中小・小規模事業者の皆さんが、現在、休業などによって売上げがゼロになるような、これまでになく厳しい経営環境に置かれている。その苦しみは痛いほど分かっています。こうした中で、**緊急事態を更に1ヵ月続ける判断をしなければならなかったことは、断腸の思いです**」

〈正しく恐れる〉

「感染の拡大防止は、私たちの命を守るための大前提です。有効な治療法やワクチンが確立されるまで、感染防止の取組に終わりはありません。その意味で、私たちはある程度の長期戦を覚悟する必要があります。

しかし、経済社会活動を厳しく制限する今のような状態を続けていけば、私たちの暮らし、それ自体が立ち行かなくなります。命を守るためにこそ、**私たちはコロナの時代の新たな日常を1日も早くつくり上げなければなりません。**ウイルスの存在を前提としながらのいつもの仕事、毎日の暮らし、緊急事態のその先にある出口に向かって、皆さんと共に一歩一歩前進していきたいと考えています。その観点から、本日、日常生活において留意すべき基本的なポイントを専門家の皆様からお示しいただきました。密閉、密集、密接、3つの密を生活のあらゆる場面でできる限り避けていく。**このウイルスの特徴を踏まえ、正しく恐れながら、日常の生活を取り戻していく。**専門家の皆さんが策定した新しい生活様式は、その指針となるものです」

大型連休明け以降も、緊急事態宣言「継続」をお願いした会見である。持続化給付金については5月8日からの入金開始を宣言したものの、実際に給付金を受け取っている人はまだ少なく、繰り返し使用される「スピード感」のフレーズが実行されているとは言い難い。

この日の会見では「正しく恐れる」という言葉も使われた。東日本大震災における原発事故の際にもよく見られた言い回しだが、その由来は戦前の物理学者、随筆家の寺田寅彦の言葉とされる。

「ものをこわがらな過ぎたり、こわがり過ぎたりするのはやさしいが、正当にこわがることはなかなかむつかしい」(『小爆発二件』)

ここで寺田が言いたかったのは、「正しく恐れるべき」というよりも「正しく恐れることは難しい」ということである。「正しく恐れながら日常を取り戻す」ことの困難さを、安倍首相自身がどこまで自覚していたのだろうか。

【5月14日】

〈100年の1度の危機〉

「1日8000円あまりが上限となっていた助成額を、**世界で最も手厚いレベルの1日1万5000円まで特例的に引き上げます。**さらに、雇用されている方が直接申請することができ、そして、直接お金を受け取れる、新たな制度を創設いたします。世界的な感染の広がりには、全く終わりが見えません。世界経済がリーマンショックとは比較にならない、**まさに100年に1度の危機を迎えています。**世界的な大企業すら大きなダメージを受けています。そうしたなかで、連鎖倒産という事態は絶対に防がなければなりません。大企業から中堅・中小企業に至るまで、資金繰り支援の更なる充実に加え、必要があれば機動的に十分な規模の資本性の資金を投入することも可能とし、事業の存続を強力に下支えします」

〈極めて困難なチャレンジ〉

「ただ、私たちのこれまでの取組は確実に成果を上げています。今、また感染拡大を予防しながら、同時に社会経済活動を本格的に回復させていく。**新たな日常をつくり上げるという極めて困難なチャレンジに踏み出します**」

首都圏や北海道を除く39都道府県について、緊急事態宣言を解除するとの趣旨が発表された会見。

感染拡大のピークアウトによって、メディアからの追及圧力も低くなり、同時に国民の関心も低下してはいるが、主張するほどの経済対策が進んでいない状況は相変わらずである。

むしろ、この日の会見では検察庁法の改正問題について、著名人を中心に反発の声が広がっていることについての質問が出るなど「コロナで覆い隠されていた問題」について、首相が釈明に追われる場面が目立った。

【5月25日】

〈日本モデル〉

「3月以降、欧米では、爆発的な感染拡大が発生しました。世界では、今なお、日々10万人を超える新規の感染者が確認され、2ヵ月以上にわたり、ロックダウンなど、強制措置が講じられている国もあります。我が国では、緊急事態を宣言しても、罰則を伴う強制的な外出規制などを実施することはできません。それでも、そうした日本ならではのやり方で、わずか1ヵ月半で、今回の流行をほぼ収束させることができました。まさに、**日本モデルの力を示したと思います**」

「空前絶後」

「本当に多くの事業者の皆さんが、この瞬間にも経営上ぎりぎりの困難に直面しておられるなかで、更なる時間を要することは死活問題である。そのことは痛いほど分かっております。それでも、希望は見えてきた。出口は視野に入っています。その出口に向かって、この険しい道のりを皆さんと共に乗り越えていく。事業と雇用は何としても守り抜いていく。その決意の下に、明後日、2次補正予算を決定いたします。先般の補正予算と合わせ、事業規模は200兆円を超えるものとなります。**GDPの4割に上る空前絶後の規模、世界最大の対策によって、この100年に一度の危機から日本経済を守り抜きます**」

〈まさにオールジャパン〉

「**まさにオールジャパンで、圧倒的な量の資金を投入し、**日本企業の資金繰りを全面的に支えてまいります」

〈強力な3本の矢〉

「コロナの時代の新たな日常、その的に向かって、**これまでになく強力な3本の矢**を放ち、日本経済を立て直してまいります。**経済再生こそがこれからも安倍政権の一丁目一番地であります**」

この日の会見では「空前絶後」という、お笑い芸人ばりの勇ましいフレーズも飛び出したが、実行前なら何でも言えるというのは一連の会見に共通して言えることである。

「まさに空前絶後」の経済対策が炸裂する日はいつなのか。国民は注意深くその「公約」のゆくえを見守っている。

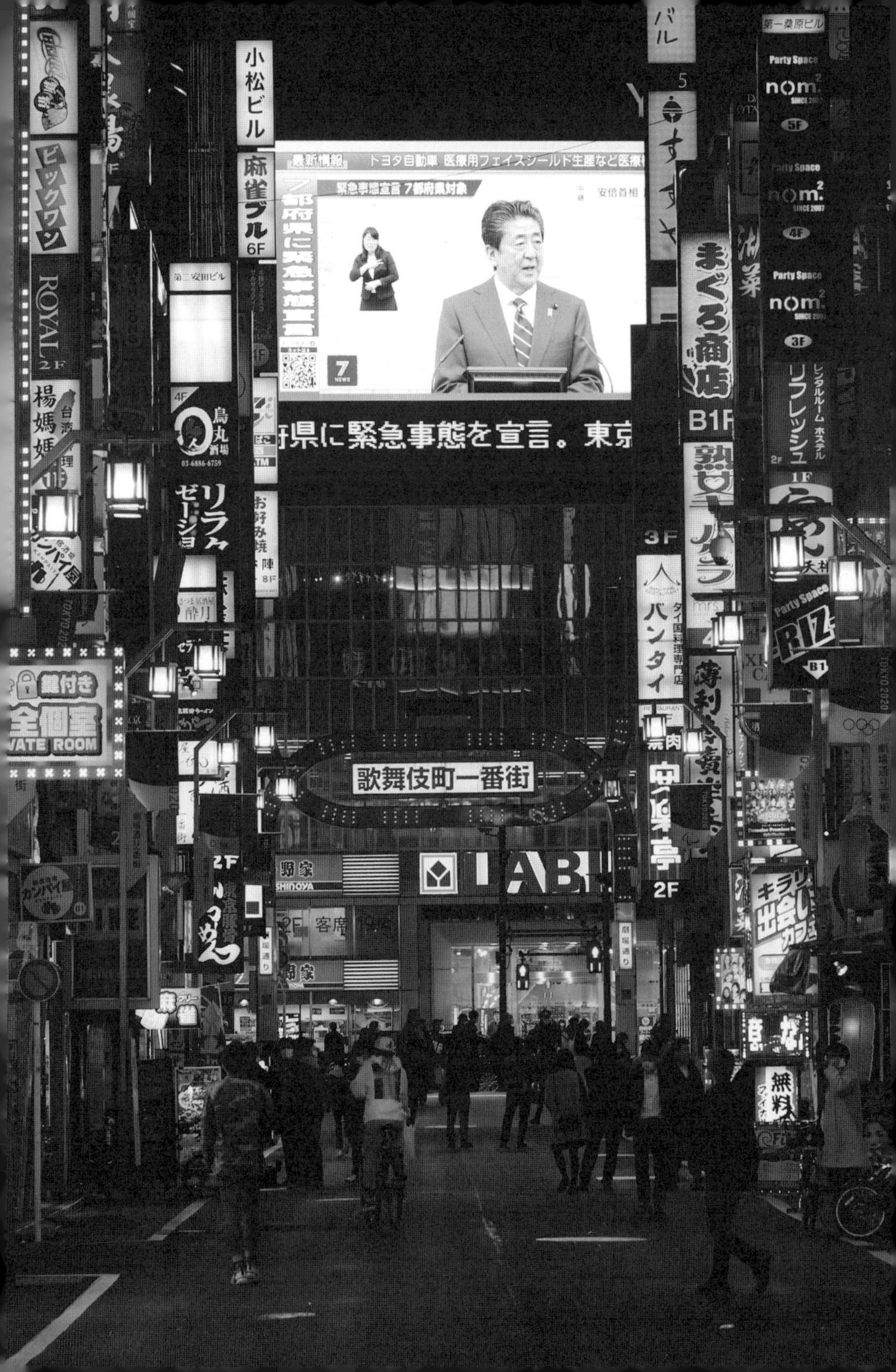

最新情報　トヨタ自動車　医療用フェイスシールド生産など医療
緊急事態宣言 7都府県対象
安倍首相
7都府県に緊急事態宣言
府県に緊急事態を宣言。東京
小松ビル
麻雀ブル 6F
第二安田ビル
ROYAL 2F
ビックワン
まぐろ商店 B1F
Party Space nom.² SINCE 2007 5F
Party Space nom.² SINCE 2007 4F
Party Space nom.² SINCE 2007 3F
レンタルルーム ホステル リフレッシュ
Party Space RIZ B1
鍵付き 全個室 VATE ROOM
バンタイ
タイ国料理専門店
歌舞伎町一番街
劇場通り
TOKYO 2020
無料

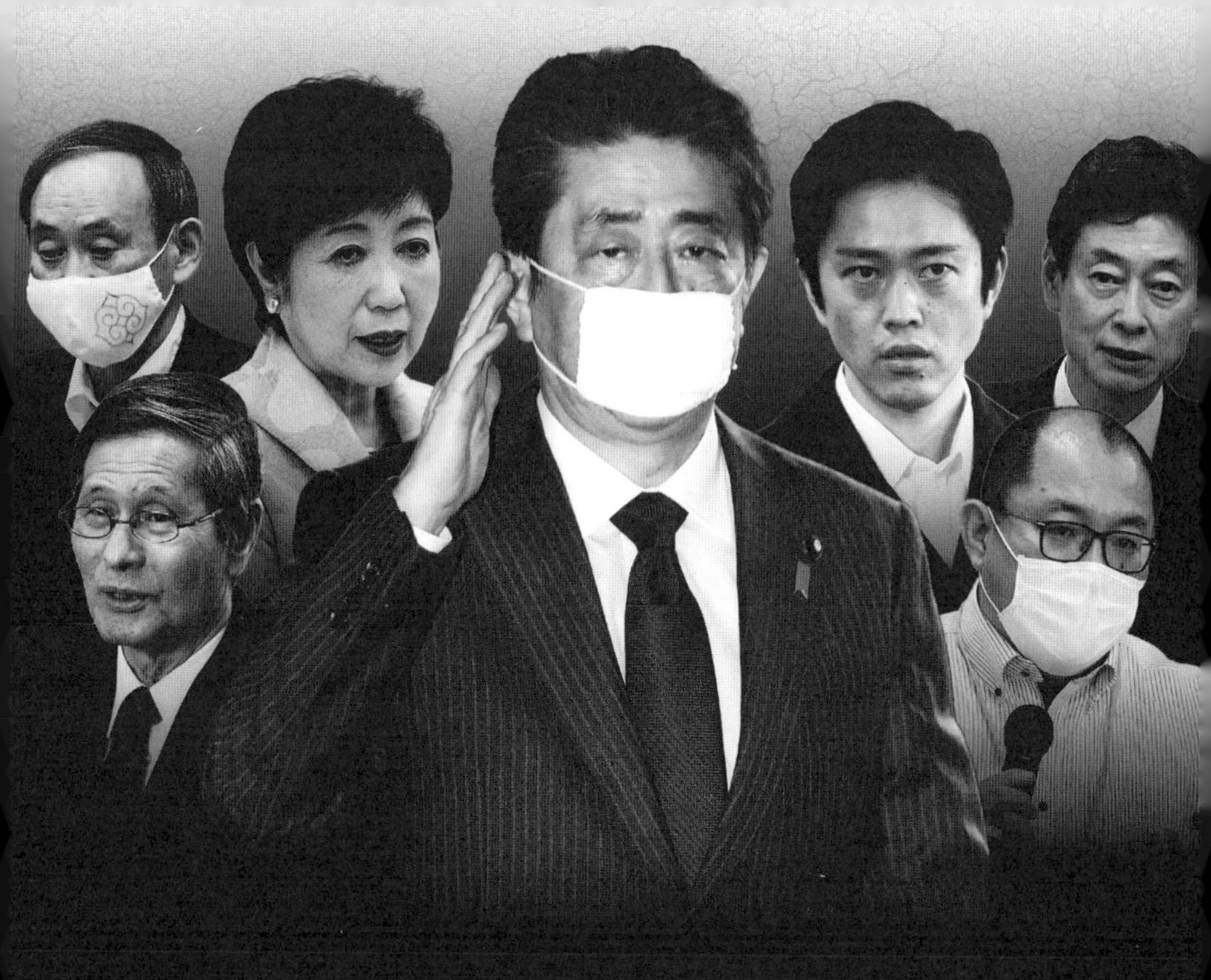

第3章

アベ・リセッション

コロナとともに去りぬ

▼政権ゴリ押しの「強盗キャンペーン」

究極の「上げ底」数字！史上最大の経済対策そのちっぽけな中身

史上最大規模と喧伝されるコロナ経済対策。
だが、その中身は「羊頭狗肉」もいいところだった。
真水はわずか5分の1という数字のトリックを暴く。

文＝コロナ問題特別取材班

◉看板に「偽りあり」の経済対策

「盛りすぎ」の経済対策規模

経済分析を専門とするエコノミストによく使われる用語に「真水」がある。

事業規模、経済規模全体を見たとき、真に実効性のある金額のみを示す言葉で、金額が大幅に盛られがちな政府の経済対策において、確実に実行されるものだけを「真水」というわけだ。

日本経済新聞の「きょうのことば」によれば、「真水」は次のように説明されている。

〈一般会計や特別会計の歳出などで国や地方の直接の財政支出を伴うもの。民間金融機関や企業が資金を出す分も含む「事業規模」とは異なる。〉

〈国内総生産（GDP）など景気の直接的な押し上げ効果は、真水の規模によるところが大きいとされる。公共事業費の一部や、企業や個人向けの給付金などがその典型だ。ただ減税のように一般的に真水とみなせる政策でも、貯蓄に回ってしまうと、景気刺激効果が期待できない面もある。〉

そして、「真水」に含まれるもの、含まれないものの例として次のような経済対策を挙げている。

〈真水に入るとされるもの〉公共事業費の一部、予備費、給付金、減税措置など。

〈真水に入らないとされるもの〉政府系金融機関の融資枠拡大、政府の信用保証枠拡大、税金・社会保険料の猶予など。

あれこれ条件がつき、どれだけ発動されるか分からないものは「真水」と言いがたい一方で、国民全員に給付される10万円については、確実な経済対策としてカウントされるわけである。

では、今回の日本政府の「コロナ経済対策」は、実質的にどの程度の規模と評価できるのだろうか。

政府は4月30日、一律10万円などに対応する117

兆円超の第1次補正予算を成立させた。だが、長引いた緊急事態宣言を受け、5月27日に第2次補正予算案を閣議決定。民間融資などを加えた事業規模は1次とほぼ同じ117兆円となり、両者を合計すると234兆円に達する。

安倍首相は「空前絶後」「GDPの4割にのぼる世界最大の対策」と表現しているが、絶後かどうかは別として、規模として空前であることは間違いない。

2次補正予算案には、たとえば次のような支援策が盛り込まれている。

「困窮するひとり親家庭に5万円給付」
「店舗の家賃負担軽減へ最大600万円を給付」
「自治体向け臨時交付金を2兆円増額」
「感染拡大防止策で全小中学校に最大500万円支給」
「医師や看護師らに慰労金として最大20万円給付」
「雇用調整助成金を日額1万5000円に引き上げ」

これだけ見ると、かなりの大盤振る舞いのようにも見えてくるが、その中身はどうなのだろうか。

本当の「真水」は5分の1以下

補正予算の前段として、政府が4月7日に発表した総額108兆円の緊急経済対策の評価はひどいものだった。当時はまだ一律10万円ではなく「減収世帯に30万円」というプランを実施するとしていた時期で、108万円のうち、経済浮揚に有効な真水は「多くて20兆円程度」というのが専門家たちの意見だった。

108兆円の中身は①前年12月の総合経済対策19・8兆円②緊急対応策2・1兆円③今回の緊急経済対策86・4兆円を足した数字である。

いわゆる真水、財政支出の金額は39・5兆円とされたが、これは①前年12月の総合経済対策9・8兆円②緊急対応策0・5兆円③今回の緊急経済対策29・2兆円を足したもの。

しかしこの39・5兆円のなかの12・5兆円は財政投融資であり、財政支出ではない。

新型コロナウイルス対策予算で指摘される問題点

	概要	問題点
特別定額給付金	国民1人当たり10万円を支給	受け付け開始から1カ月以上たった6月1日時点で、支給は対象者の4割弱にとどまる
持続化給付金	収入が5割以上落ち込んだ中小企業に最大200万円を支給	給付業務をサービスデザイン推進協議会に委託した経緯が不透明。大半が電通などに再委託され「中抜き」批判も
		申請後1カ月以上が過ぎても未支給のケースが約5万件
GoToキャンペーン	旅行商品やイベントチケットの購入時に割引やポイントを付与	最大3000億円と見積もられた事務委託費を野党が問題視。6月8日を期限とした委託先の公募はいったん中止に
予備費	第2次補正予算に10兆円を計上	野党は、巨額の予算の使い方を政府の裁量で決められると批判

エコノミストや学者は「真水」を次のように分析しており、だいたい数値は20兆円弱と一致している。

〈利益には真水という概念があって、それを見るのですが、どこかの新聞に財政支出39兆円と出ていました。財政支出としてはそうでしょうが、ここには前年度の未執行分も、一緒に数字に入れてしまっています。

今度の補正予算書を見ればわかります。前の未執行分が10兆円くらいだから、財政支出としては29兆くらいでしょうね。でも財政支出の場合は、一般会計と特別会計で分かれています。それで見ると、財政投融資が12～13兆と書いてあります。これは融資であり、真水ではありません。補助金は真水になりますが、融資は真水になりません。そうすると、29兆円から12兆円を引いて、17兆円ぐらいが真水でしょう。〉（嘉悦大学教授・高橋洋一氏）

〈事業規模は108・2兆円と大きな額となっているが、今回追加された国・地方の財政支出は19兆円ほどとなる。大規模であることに変わりはないが、その読み方には注意が必要だ。〉（第一生命研究所副主任エコノミスト・星野卓也氏）

〈政府は各支援項目の詳細を明らかにしていないが、「真水」と呼ばれる政府が実際に支出する金額は18兆円程度、コロナ終息後に実施する旅行券配布などの施策を加えても28兆円程度と推定される。約47兆円を真水とする政府の説明とは大きな乖離がある。〉（経済評論家・加谷珪一氏）

経済対策として最大の関心事となったのは、国民に対して一律給付があるかどうかだった。

だが、当初政府は「減収世帯に30万円を給付」と一律平等な給付を選択しなかった。

「一律給付に対しては、財務省、麻生財務相が相当な抵抗を見せました」

と全国紙デスクが語る。

「30万円という大きな数字を見せておきながら、世帯主だけを減収対象とするなど巧妙な仕掛けで、条件をあえて分かりにくくし、申請方式も煩雑にする。これによって、給付対象者を大幅に絞り込もうとする財務省らしいやり方でした。森友問題で自殺した職員の遺書が出てきたおかげで、安倍首相も財務省にこれ以上借りを作ることができなかったと言われています。しかし、30万円があまりに不評だったことに焦った首相補佐官が、後から〝総理は最初から一律がいいと考えていた〟とメディアにリークしたため、余計官邸内がギクシャクすることになった」

仮に国民全員に30万円給付なら、それだけで36兆円の「真水」となったが、実際は数兆円程度にとどまり、「平等で迅速な一律給付」を期待していた国民からの批判が高まることになった。

史上最大234兆円の「本質」

第2次補正予算案では、安倍首相が追加（2度目）の10万円給付に否定的だったことから、「良くて10兆円」というのが事前の「真水規模」予想だった。
だが、意外というべきか、その規模は1次補正を大きく超える30兆円超。黒川弘務・東京高検検事長の辞任などで内閣支持率が急激に落ち込んだことなどから、野党の追及を恐れ、国会の会期延長はどうしても避けたいとする安倍首相が、思い切って「期待以上の回答」を出したのではないかとも囁かれている。
第2次補正予算案の評価には次のようなものがある。
〈事業規模は233・9兆円と打ち出されているが、この数字には過去のコロナ対策予算や昨年12月の経済対策の一部、直接支出の伴わない融資が計上されている点には注意が必要。今回の補正予算において、特別会計や地方歳出分も勘案した真水額は約33・1兆円。過去3度のコロナ対策と合わせた真水は計61・6兆円程度になる。〉（第一生命研究所副主任エコノミスト・星野卓也氏）
〈今回の第2次補正の場合、事業規模117兆円のうち「32兆円が真水、40兆円が財政投融資、45兆円が民間融資（政府系との協調融資）」というところです。〉（明治大学政治経済学部准教授・飯田泰之氏）
結論として、234兆円のうち50兆円から60兆円が、本当に実体ある経済対策ということだが、これで対策は十分とはとても言えない。
「給付金は、対象者に行き渡って初めて有効になる。10万円を給付するのに2ヵ月かかっているいまの政府のスピード感では遅すぎて、実際用意した真水予算の半分の効果もあげられないでしょう。5月の各種経済指標は、リーマン・ショックより深刻な兆候がはっきりあらわれており、消費低迷の長期化がほぼ確定的となっている状況では、景気V字回復など夢のような話です」（前出のデスク）
厚生労働省が5月29日に発表した有効求人倍率は前月より0・07ポイント下がり、1・32倍と4ヵ月連続で低下。全体の新規求人数は前月比22・9％と統計調査が始まった1963年以降、最大の下げ幅となっている。

また、総務省が5月29日に発表した4月の完全失業率も2・6％と前月より0・1ポイント上昇。完全失業者数も178万人と前月より6万人増加している。外出自粛の影響で、潜在的な失業者はさらに増加していると見られる。特に、宿泊施設や飲食店、娯楽やアミューズメントといった業種の被害は甚大だ。

異様なタイミングで「旅行喚起」

政府のコロナ対策のなかで、最初から疑問視されているのが「コロナ後」を前提とした振興策だ。その代表例が、1兆6794億円が予算計上された観光需要喚起策「ＧｏＴｏキャンペーン」である。

「自粛まっさかりの4月の段階で発表されたプランだったため、違和感を覚えた人が多く、ＳＮＳなどでは厳しく批判されてしまいました」

とは、国交省の職員だ。

「一部で、外国人客を再び日本に呼び寄せるキャンペーンと誤解されたため、保守層からひどい批判を受けてしまったのですが、これはあくまで日本人向けの、国内旅行需要をサポートする目的のものです。旅行業者などから対象期間中の旅行商品を購入した消費者に対し、代金の50％相当分のクーポンなどを最大1人1泊あたり2万円分付与するというものです」

コロナで人の動きが止まり、全国の観光地が大打撃を受けていることは本当に気の毒な状況であるが、だからといってすぐに、国内旅行需要が戻ってくるとは思えない。

赤羽一嘉国土交通相は5月26日、緊急事態宣言の全面解除を受けた記者会見で、「ＧｏＴｏキャンペーン」について「準備が整い次第開始したい。スムーズにいけば7月の早い時期にできるかもしれない」と語ったが、五輪も夏の甲子園も中止になっている状況では、前のめりもいいところである。

いまだに「第2波」への警戒が呼びかけられている状況のなかで、旅行を推進することができるのか。たとえ呼びかけたとしても、人々の心のなかの恐怖心、警戒心が薄らぐまでには、まだ当分時間がかかるはずである。

「強盗キャンペーン」とも揶揄されるこのイベントが本当にいま必要なのか。答えは否であろう。

「レアメタル備蓄」がコロナ対策

珍妙な「コロナ対策」は観光促進の「ＧｏＴｏキャンペーン」だけではない。

「新型コロナウイルス感染症緊急経済対策　～国民の命と生活を守り抜き、経済再生へ～」（4月20日閣議決定）という、なんとも長い題名がつけられたペーパーをよく見ると、最後尾に「強靭な経済構造の改革」と題された章があり、そこにはどう考えてもコロナと関係なさそうな「サプライチェーン改革」「海外展開企業の事業の円滑化、農林水産物・食品の輸出力の維持・強化及び国内供給力の強化支援」などといった記載が見られるのである。

緊急性がないばかりでなく、コロナとも関連が薄そうであるが、これらにはきちんと予算がついており、たとえば「サプライチェーン改革」には２４８６億円、「海外展開企業の事業の円滑化」には８８８億円、「リモート化等によるデジタルトランスフォーメーションの加速」には１００９億円が割り振られている。

２６０億円をかけた「アベノマスク」もひどいものだったが、こうした事業が何で緊急を要するコロナ対策に入ってくるのか、理解できない。

たとえば「サプライチェーン（商品供給の流れ）改革」には次のような項目が並んでいる。

○サプライチェーン対策のための国内投資促進事業費補助金（経済産業省）
○医薬品原薬等の国内製造拠点の整備のための製造設備の支援（厚生労働省）
○海外サプライチェーン多元化等支援事業（経済産業省）
○サプライチェーン強靭化に資する技術開発・実証（経済産業省）

○東アジア経済統合研究協力（サプライチェーン強靭化・リスク管理等）（経済産業省）
○生産拠点の国内回帰等を踏まえた企業のＲＥ１００
　２１等に資する自家消費型太陽光発電設備等の導入による脱炭素社会への転換支援（環境省）
○希少金属（レアメタル）備蓄対策事業（経済産業省）
○中小・小規模事業者への感染症対策を含むＢＣＰ（事業継続計画）策定支援（経済産業省）

太陽光発電やレアメタルの備蓄まで「コロナ対策」というのだから恐れ入る。

他にも「海外展開企業の事業の円滑化、農林水産物・食品の輸出力の維持・強化及び国内供給力の強化支援」の項目には、「和牛肉保管在庫支援緊急対策（農林水産省）」や「水・衛生分野を中心とした国際機関との連携等を通じた日本企業海外展開支援（外務省）」など、まったくコロナとかけ離れた「対策」が詰め込まれており、こうした予算が一緒にされて「空前絶後の経済対策」と喧伝されているのだから、ほとんど詐欺同然である。

あのアベノマスクの発案者は、経済産業省出身の佐伯耕三秘書官だったが、数百億円の税金を無駄遣いしても平気でいられる官僚たちの「感覚」の改革こそ、コロナ対策につながるような気がする。

国民の深刻な「安倍疲れ」

２０１２年の政権スタート以来、最大の成果のひとつとして評価されるはずだったアベノミクスは、コロナによって一瞬に瓦解した。

２０２０年のＧＤＰは、戦後最悪のマイナス成長となることが確実視されており、もはや安倍政権には日本経済をＶ字回復させるための時間的余裕は残されておらず、来年の東京五輪を前に退陣というシナリオも点滅し始めた。

ＷＨＯのテドロス事務局長は、日本のコロナ対策を「成功している」と賞賛したが、それはあくまで現時点での相対的な、感染拡大防止という観点からの評価

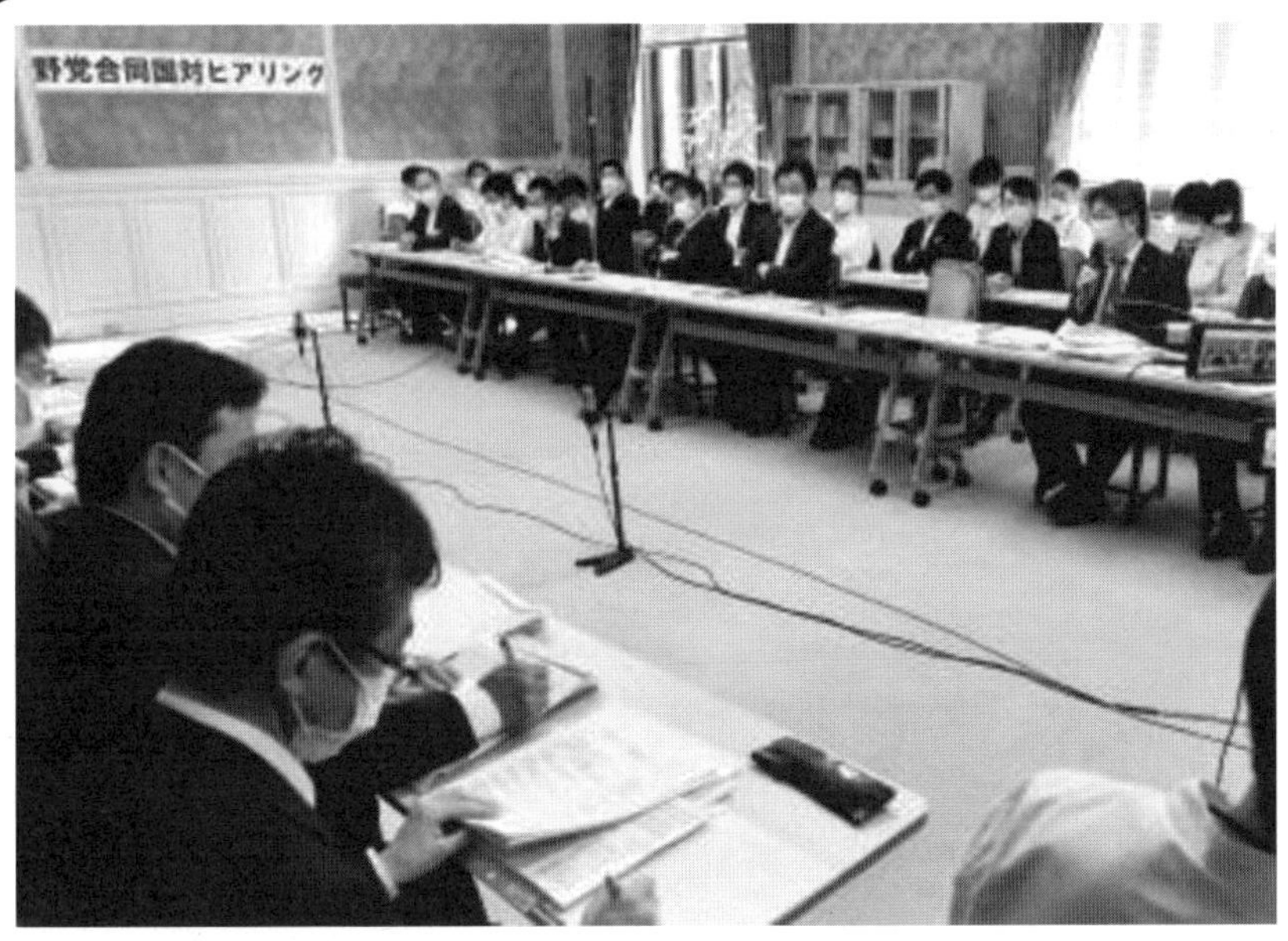

◉不透明な委託問題を追及する野党。「GoTo キャンペーン」は仕切りなおしに

に過ぎない。

安倍首相がコロナ対応で国民の信頼を失った決定的な理由は、すべての決定が遅く、肝心な点でブレたことによる。

長い自粛期間は、多くの日本人にストレスと疲れをもたらしたが、それは「自粛疲れ」と同時に「安倍疲れ」でもある。レガシーなき政治リーダーの「引き際」はすぐそこに迫っている。

▼噴出した「代表再選考論」

「こんなはずでは……」「五輪1年延期」をめぐるアスリートたちの苦悩

五輪直前のコロナ禍により、
いまだ確定していない
さまざまな競技の五輪代表選手。
いつ、どのように選考を行うかをめぐり、
各所で議論と混乱が巻き起こっている。

文＝千葉哲也｜ライター

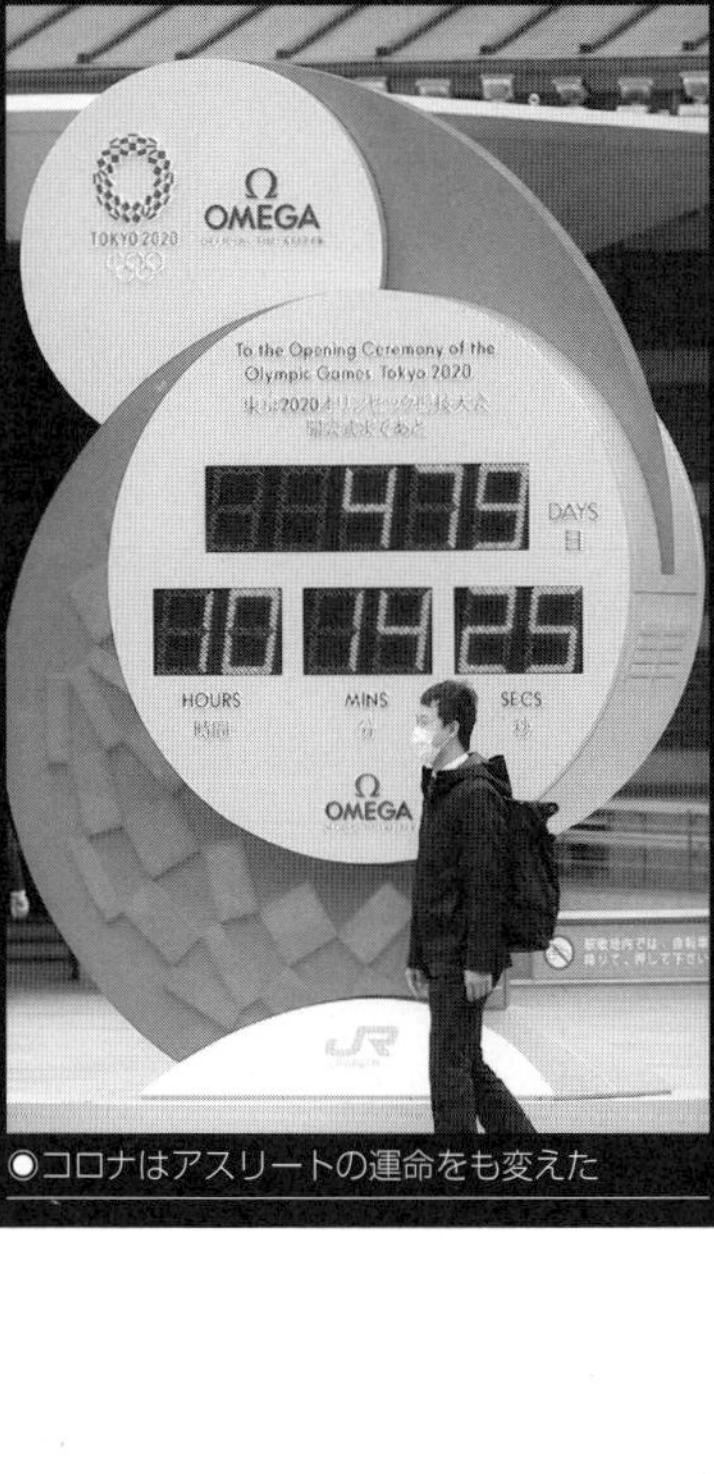

●コロナはアスリートの運命をも変えた

「原則再選考せず」

五輪延期によって生じた問題の1つに、まだ終わっていない代表選考を今後、どうするのかという問題がある。

特に日本人選手にとっては、地元開催の五輪とあって、出場権は非常に重い意味を持ってくる。

「原則として、すでに代表決定した選手の権利が奪われることはありません」

とは五輪を担当するスポーツ紙デスク。

「ただし、個別の注目選手を見ると、メダル獲得という意味では1年延期によって可能性が大きく変わる選手もいますし、よく言えばドラマ、悪く言えば混乱が起きることは必至ですね」

世界のトップレベルにいるアスリートは、五輪の本番である7~8月に調子のピークを持っていくよう、半年以上前からスケジュールを組んで調整するという。

これがいったん中止となれば、それまでのトレーニングが無意味なものになるだけでなく、1年延期とされている五輪も、情勢によっては日程がさらに動く可能性もないとは言い切れない。

「すでに内定している選手は、落ち着いて1年後を目指すことができるという考えもあります。確かにそれは事実ですが、テニスやバドミントン、卓球といった世界ランキングを基に代表選考が進められる競技の場合、1年後に自分の実力が低下していれば、はっきりとそれが可視化するため、国民からは『時間があったのだから、そのときに強いほうを出せば良かったじゃないか』という声が上がりかねない。そういったプレッシャーはついて回るでしょうね」

また、これから代表選考を行う競技についても、すでにある種の「不公平感」は否めないという。

「おそらく、コロナの影響でしばらく代表選考はストップするでしょう。これによって、たまたまいま、ケガなどの理由で調子を落としている有力選手が、本来のコンディションに復活できるケースがある。ライバルからすると、本来の代表選考時期にピークを予定通りに合わせてきたのに、いきなり日程を変更されたという不満感は残るでしょう」

具体例をあげてみよう。

たとえば、親子での「東京五輪メダリスト」を目指す重量挙げの三宅宏美。34歳という年齢からして、少しでも早く代表選考会を迎えたいところだが、延期によって不利な状況に追い込まれている。

同じ理由で、すでに開催国枠で出場できる女子ソフトボールのエース・上野由岐子（37歳）、五輪での現役引退を表明しているスポーツクライミング女子の野口啓代（31歳）も、本番までの1年という時間は不利に働くのではないかと言われる。

逆に、マレーシアで交通事故に遭い、出場が危ぶまれていたバドミントンの桃田賢斗（25歳）や、不調からの復活を目指す競泳男子の萩野公介（25歳）などには、今回の延期はプラスに受け止められているはずだ。

「闘病中の池江璃花子（20歳）も、1年後なら五輪を目指せるのではないかと注目されましたが、さすがにブランクが大きく、次は難しいでしょう」（前出のデスク）

また、スケートボードで東京五輪を目指しているスノーボーダーの平野歩夢（21歳）は、もし夏季五輪で代表入りできた場合には、翌年開催される北京冬季五輪をキャンセルするのではないかと見られている。

そして注目度の高い男子陸上短距離では、故障で不調のケンブリッジ飛鳥（27歳）、山縣亮太（28歳）らがここから巻き返すこともあり得る。そして桐生祥秀（25歳）を脅かす成長中のサニブラウン・ハキーム（21歳）の一発もある。

本家「柔道」のお家事情

さて、いま最も注目を集めているのは、すでにほぼ代表選手が出揃っている日本のお家芸・柔道である。

唯一、実力が拮抗する男子66キロ級の丸山城志郎（26歳）と阿部一二三（22歳）の「代表決定戦」は本来4月に実施される予定だったがこれも延期で、日程は未定のままだ。

全柔連でクラスターが発生するという事態を受け、選手たちも一時期選考・練習どころではない状態にあったが、五輪で金メダルを獲得することが全階級の目標となっている特別なジャンルだけに「公平性を捨てても、やはりそのときいちばん強い選手を送り込むべきではないか」という再選考論が出ていた。

しかし、やはり内定者からの異論により「代表維持」の方針が決まっている。

「柔道は、本番に向けて万全を期すという意味で、早期代表内定制度を打ち出し、2020年の2月までに、14階級のうち13回級の代表を決めた。不運にも、これが今回、裏目に出てしまった」（前出のデスク）

再選考が持ち上がったときには多くの内定選手が反発している。

男子60キロ級の高藤直寿はツイッターで「一度決まった選手と決められなかった選手が（再度）試合するのはメンタル面でアンフェア」と主張。また、同100キロ級のウルフ・アロンは「再選考になっても勝ち抜く自信はあるが、いずれにせよ判断が遅い」と執行部を批判した。いずれももっともな意見であるが、心配なのは肝心の五輪が1年後に開催されるかだろう。

世界を見渡しても、おおむねすでに代表権を獲得した選手の権利は保護される方向になっているが、怖いのはスポーツ選手につきもののケガだ。

通常であれば、五輪代表に内定して、本番まで1年以上時間があるというケースはない。

だが、この時点で出場が約束されているとなると、間違ってもケガをしないように、代表選手たちはリスクを取ったトレーニング、試合を控えるようになる。

「どうしようもないこととはいえ、あらゆるスポーツの現場で異変が生じると思います。来年の東京五輪では、同じ競技のなかで、1年前から内定している選手と、直前に代表権を勝ち取った選手が闘うということになるわけで、そこに4年に1度の舞台を目指すアスリートとしての矛盾はないかという指摘も出てくるでしょうね」（同）

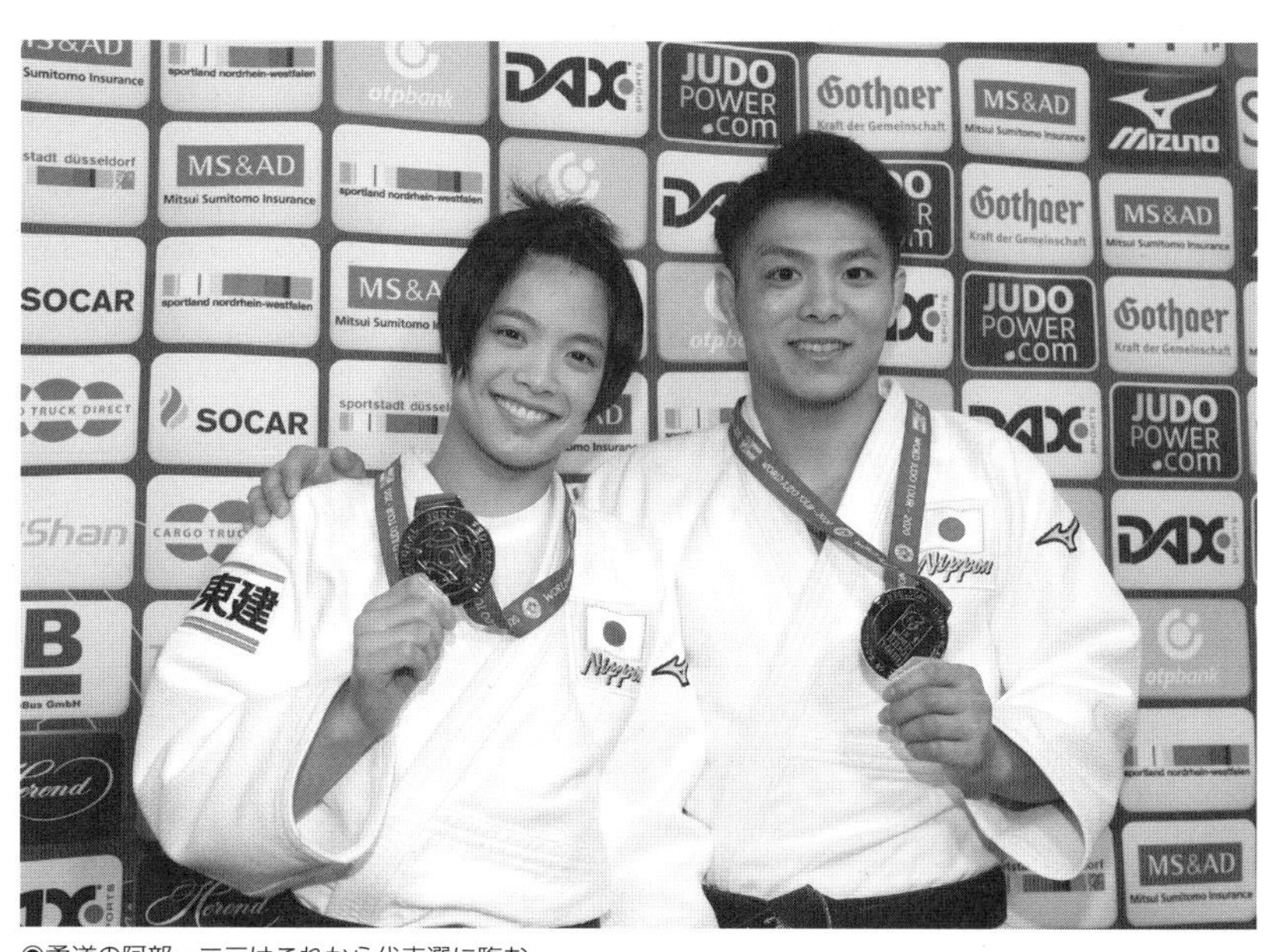

◉柔道の阿部一二三はこれから代表選に臨む

「五輪延期」を歓迎するロシア

海外でも、国籍の変更にともなう出場権の発生・消滅や、選手の同意を得ない再選考実施などにより、すでにスポーツ仲裁裁判所（CAS）にはいくつかの訴えが持ち込まれているという。

そんななか、今回の延期をある意味で歓迎しているのはロシアだ。

スポーツファンにはよく知られているように、ロシアは国家的なドーピング問題が発覚し、ロシア選手は国の代表としての五輪出場が認められていない状態にある。

この問題で、ロシアは世界反ドーピング機関（WADA）と係争中であったが、2019年にWADAはロシア選手団を東京五輪・パラリンピックなど主要大会から4年間除外し、潔白を証明した選手のみ個人資格で出場を認める処分を決定。ロシア反ドーピング機関（RUSADA）はこれを不服としてスポーツ仲裁裁判所（CAS）に提訴し、聴聞会が5月以降に始まる見込みになっていた。

ロシアが恐れていたのは、7月までにCASの裁定が出なかったりした場合、潔白の選手が個人資格で五輪に参加するという手段さえ却下されてしまうというシナリオだったのである。

だが、1年延期によって、とりあえず時間切れで出場できなくなるという最悪のケースは免れることになった。これも延期の「僥倖」である。

かつて、1980年のモスクワ五輪でアマレス日本代表となりながら、日本のボイコットによって五輪出場を逃した谷津嘉章は、その後プロレスに転向。複数の団体で活躍した。

2019年、糖尿病の悪化により右足を切断する手術を受けた谷津は、元オリンピアンの障害者として、義足で聖火ランナーを務める予定であったが、延期によってそれも中止。

「オリンピックでは、どこまでもついていない。だが、来年また走る練習をしますよ」

と、決意を新たにしている。

史上初の近代五輪延期は、多くのアスリートたちの人生模様にも大きな影響を及ぼした。1年後、その大会に果たしてどんなドラマが生まれるのだろうか。

▼ネット番組で注目の対談が実現

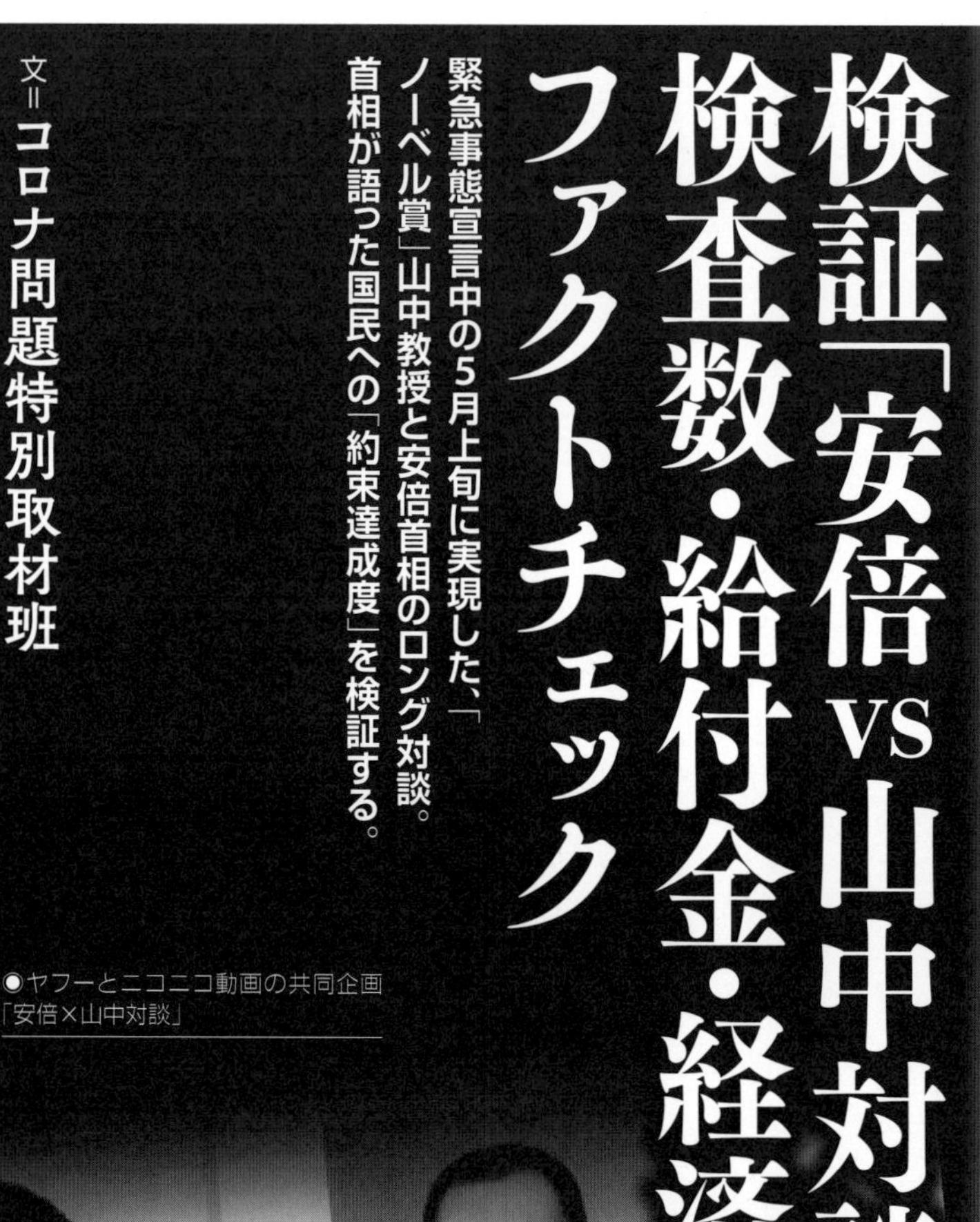

検証「安倍vs山中対談」検査数・給付金・経済対策ファクトチェック

緊急事態宣言中の5月上旬に実現した、「ノーベル賞」山中教授と安倍首相のロング対談。首相が語った国民への「約束達成度」を検証する。

文＝コロナ問題特別取材班

ゲスト：京都大学iPS細胞研究所
山中伸弥所長
相に質問！みんなが聞きた
コロナ対応に答える生放送

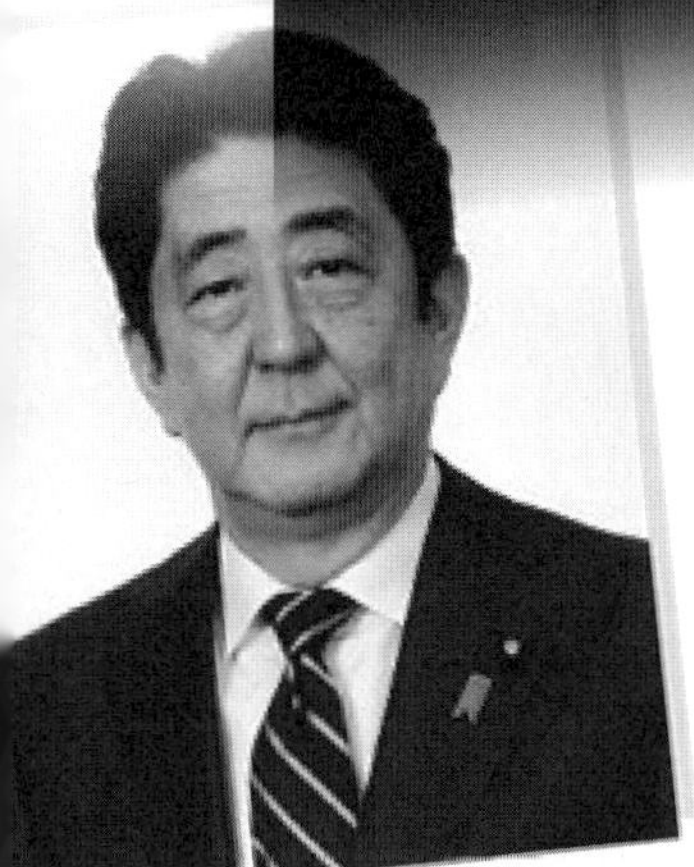

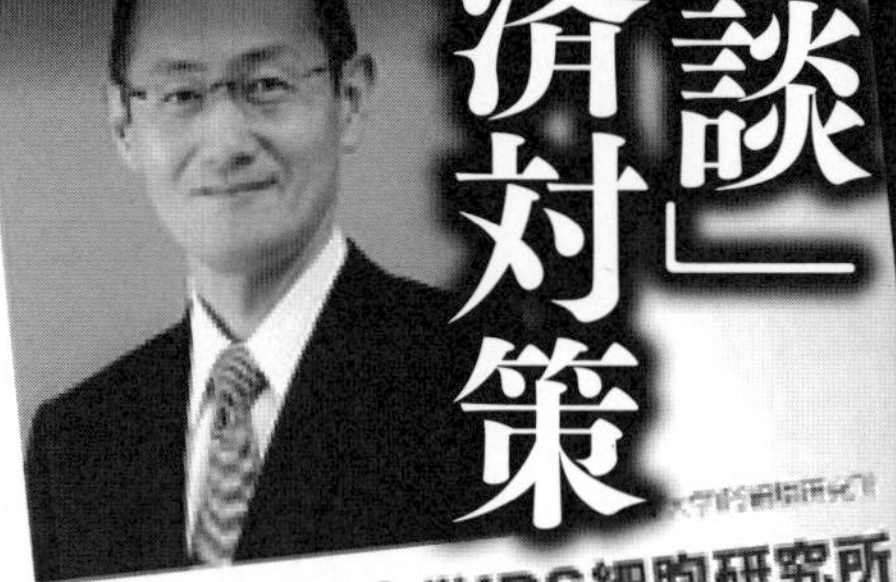

◉ヤフーとニコニコ動画の共同企画「安倍×山中対談」

高い注目を集めた「山中対談」

　緊急事態宣言の継続延長が発表された2日後の2020年5月6日、安倍首相は京都大学iPS細胞研究所の山中伸弥教授とネット番組（「安倍首相に質問！　みんなが聞きたい新型コロナ対応に答える生放送」）で対談し、コロナ対応や経済政策などについて、国民からの質問をテーマとし、意見を戦わせている。

　この対談は、ヤフーとニコニコ動画の共同企画として立案され、総理官邸と京都大学をリモートで結ぶ形で実施された。司会をつとめたのは元日本テレビの馬場典子アナウンサーである。山中教授は当時、「コロナについては専門外」としながらも、独自の意見、情報をHP上で発信しており、特にPCR検査の不足、遅れについて危機意識を表明していた。

　この時点ではまだ、コロナのはっきりとしたピークアウトが見えず、経済対策の遅れもあり、安倍首相は支持率の低下、世論の批判に苦しめられていた。

　官邸記者が語る。

「安倍首相が国民からの信頼度が高い山中教授の力を借りて、情報発信とリーダーシップの再構築を目指したという構図だったと思います」

　この対談で、山中氏は多岐にわたって安倍首相と意見を交わしているが、コロナ対応のキーポイントとなったいくつかの論点が盛り込まれており、いま動画を見ても非常に示唆に富んだ指摘が多い。

　ここではテーマごとに対談のやりとりを収録し、その発言内容と「その後」を検証してみることにする。

【PCR検査数の不足問題について】

馬場アナ　新型コロナウイルスの感染の有無を確かめるPCR検査の実施件数の少なさが問題視されています。検査数や検査率など数値目標を掲げるお考えはありますか。また唾液を使ったPCR検査の活用は考えていますでしょうか。
安倍　PCR検査につきましては、医師が必要と判断すればPCR検査を受けられるような体制にしなければばならないと思っています。そしていま、能力を、日本は低かったんですが、1万5000までありまして、**2万まで上げていきます**。大切なことは2万まで上げたなかにおいて、それを活用できる体制を作っていかなければいけないと思っています。

問題点としては、大都市を中心に、特に東京なんですが、目詰まりがあるということでありまして。それは保健所の業務過多、あるいは検体採取の体制などに課題があるのは事実でありますから、早急に強化をしていきたいと思います。

特に東京では、PCRセンターを12ヵ所設置をして、全国で20なんですが、体制を強化をしていきたいと思います。

ただ、実際は、海外と比べて検査数が少ないので、もっと陽性数が多いんではないかという方がおられるんですが、しかし検査の陽性率を見ると、たとえば米国が17%です、また英国は27%近いんですが、日本は5・8%となっています。

日本は比較的、クラスターに対して、そのクラスターと見られるところにみなさんPCR検査をかけたり、陽性率の高い方々のところに入っているんですが、特別、陽性率が高くないという、そういうファクトも申し上げておきたいと思います。

そこで、唾液を使った検査でありますが、米国の一部でも実用化をされている。いま日本では制度等について研究をしているわけでありまして、使えるものはどんどん使っていきたいと思いますし、特にいまインフルエンザの検査と同様の抗原検査も有力でありまして、もうすぐ実用化をしていく段階に入っていきます。

あらゆる手法を使って、簡便な検査手法を使って、なるべく実態をしっかりと把握していきたいと思っています。また、できる限り、陽性になった方はただちに治療を受けられるような、そういう体制を作っていきたいと思っております。

馬場アナ　そのあたりが具体的にもうすぐというのはいつなのかというのは後ほどうかがうとしまして、陽性率を正確に出すためにもやはりPCR検査のそれなりの母体数というのは必要かと思うのですが。山中先

ニコニコ生放送
niconico LIVE
新型コロナウイルスの感染の有無を確かめるPCR検査の実施件数の少なさが問題視されています。
検査数や検査率など数値目標を掲げる考えはありますか。また唾液を使ったPCR検査の活用は考えていますでしょうか。

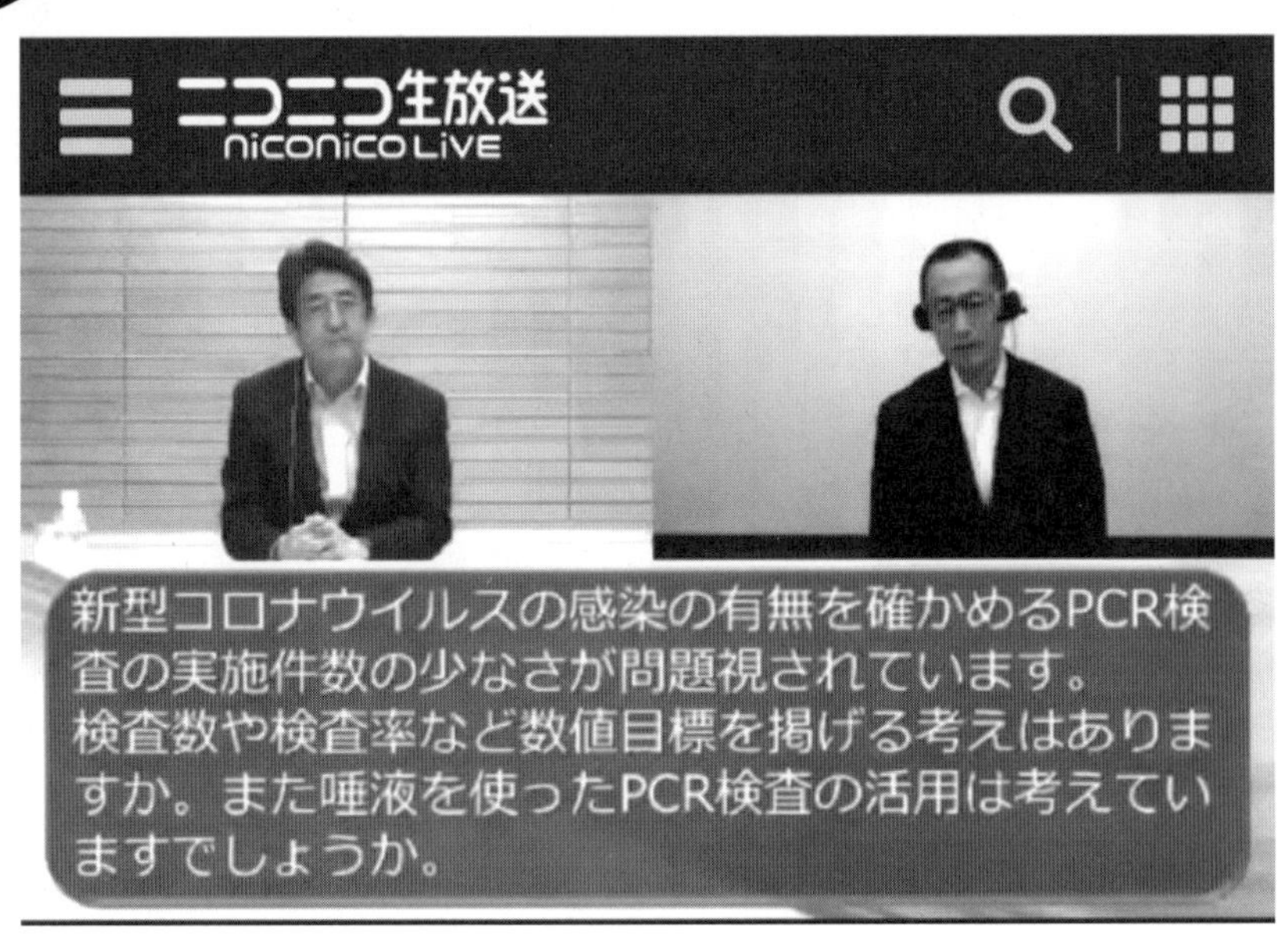

◉ネット上で首相への質問が紹介された

生どうお考えでしょう。

山中　まったくその通りだと思います。今後、経済を再開していくひとつの鍵は、私はＰＣＲ、徹底的な検査と、それから感染者を同定した場合の隔離、このふたつを徹底的に行うことだと思っています。

首相が言われたように、最初の第一波、中国から入ってきた方々を日本は見事に抑え込みました。これはクラスター対策で、ＰＣＲ、能力、限られていたんですが、ここを重点的に、クラスターを叩くことによって、第一波を乗り切ったんですけれども、いま、その後、ヨーロッパ等からたくさん感染者が入ってきて、残念ながら東京、大阪等では、かなり市中に蔓延してしまって、ちょっとクラスターだけでは対応できない状態になってしまいました。

この状態ではやはりいまの10倍、ひょっとすると100倍くらい、ＰＣＲ能力を上げて、隔離していく。これによって、経済の再開がかなり促進されるんじゃないかと、私、専門家でないんですがそんなふうに考えています。

ＰＣＲというのはふたつボトルネックがございまして、ひとつは検体採取が非常に危険です。ここがまずボトルネックで、ただこれは各医師会等のご努力で、ずいぶんドライブスルーであったり、だいぶ検体採取できる体制になっていると思います。

もうひとつのボトルネックはＰＣＲの反応そのもので、これは特殊な機械が必要で、この検査に慣れた検査技師さんも必要です。ここが今後ボトルネックになると思います。いま保健所の方とか、各都道府県の衛生研究所の検査技師さんは本当に大変な過重労働で、この連休中も検査していただいていると思います。

私の提案と言いますか、たとえば、いま私ｉＰＳ研究所におりますが、このひとつの研究所だけで、新型コロナウイルスのＰＣＲ検査をできる機械が30台くらいあります。また、その機械を使って普段からＰＣＲ検査を行っている研究員や技術員がもう何10人。

いまは自粛要請で、多くの人が実験せずに在宅になっています。こういう大学等の研究所の力をうまく利用すれば、かなりＰＣＲ能力が２万を超えて、もう10万くらいいける可能性があるんじゃないかと思っております。それができていないのは、研究者、私も非常にこう責任をいま感じています。

これまで保健所とか国の都道府県の衛生研究所に丸投げでしたので、なんとか、研究者として検査能力の向上にも貢献したいと。長丁場になって、今後、１年以上、この検査、どんどんやっていく必要あると思っていますので、ぜひ、その点にも貢献したいと思っています。

馬場アナ　さきほど総理から２万はいくだろうとお話がありましたけれども、山中先生としては１日どのくらいあればいいとお考えですか。どのくらいを理想とされていますか。

山中　件数の問題というよりは、やはり必要な方は速やかに検査を受けられる。**たとえば発熱等があっても、現状では大都市では2週間くらい検査を受けれないと。そのうちに重症化してしまうという例をいろんな方から聞いています。**

また、いろんな病院で入院してくる手術が必要な患者さん、この方々ももしかたら感染しているかもしれません。こういう方に検査をしないと、そこで手術をしてしまうと院内感染が一気に広まってしまいますので。手術をするべき方がたくさんおられますから、こういう方に速やかに検査できる体制、そのためには2万件では足りないかもしれないと思っています。

馬場アナ　ありがとうございます。大学の研究所など利用すれば、もっと多く検査できるのではないかとご提案がありました。これについてはいかがですか。

安倍　総力を上げて、対応する体制を作っていきたいと思っています。さきほど申し上げました抗原検査についても、短時間のうちに結果が出る方法であります。ただ、精度に若干の弱点はあるんですが、陽性となれば陽性間違いないんです。ですから抗原検査で陽性が出ている人はただちに陽性。ただ陰性の場合は、陽性である可能性がありますので、そういう方はＰＣＲ受けていただく必要があるかもしれませんが、こういうものも活用しながら、体制を強化していきたいと思っています。早く結果を出せるようにしていきたいと思っています。

馬場アナ　検査できる機械が30台ありますよ、と。これもぜひ活用してくださいというお声に関してはどうでしょう。

安倍　ぜひそういう調整もさせていただきたいと思います。ぜひ活用したいと思います。

山中　いま総理、非常に大切なポイントを言われまして、抗原検査は私たちも京都大学の附属病院と協力して、明日から検討を始めます。

いま総理が言われたこと、おそらく正しくて、ＰＣＲ検査のほうが感度がいい。抗原検査だと、本当は陽性なのに陰性と出てしまう場合もあると思いますが、それはそれで二段構えで。

まずは抗原検査をやって、抗原検査というのはその場で結果が出ますので、ＰＣＲやる必要まったくございませんので、そこでもし陰性と出て、でも症状等から陽性が疑われる場合だけＰＣＲに回すと。そういう二段階でやると、ずいぶん状況が改善すると思われますので、いま総理が言われた方法が、僕は絶対やって

いくべき方法だと思っています。（対談ここまで）

ＰＣＲ検査についての議論であるが、山中氏は「専門家ではない」としながらも、徹底した検査の必要性を主張している。

4月23日に女優の岡江久美子さんが63歳で死去したこともあり、「検査が受けられない問題」に対する疑問、不満はこの時期ピークに達していた。

安倍首相は「1日2万件のＰＣＲ検査」を目標に掲げたが、その後、検査人数が瞬間的に最大になったのは5月8日の1万2389人で、その後は1日平均で3000人程度で推移している。皮肉にも、この対談が終わった以降は感染者が漸減し、「なぜ検査数が増えないのか」という疑問と批判は薄れていくことになった。

しかし、結局1日の検査人数が1万人を越えたのは2日間だけで、目標の2万件に近づいたことはまったくない。問題は、安倍首相がその「目詰まり」の原因をいま、正確に理解しているかどうかである。

幸い、現在はＰＣＲ検査を希望して拒否されるという状況は報告されておらず、必要な人が検査を受けられないという、直ちに解消すべき状況はクリアされた。しかし、これほど安倍首相が強く約束した検査数の拡大がなぜ、最後まで滞ったのか。その点について公正かつ適切な調査と、検査を拡大することの正しい評価を国民に説明する義務があるだろう。今後、コロナの第2波、第3波が訪れたとき、それは絶対に知っておくべき知識となるはずだからである。

【医療従事者の保護について】

馬場アナ　中国や欧米の状況を見て予測できたにも関わらず、医療従事者のマスクや防護服等が不足し、感染も多発しています。最前線で働く医療従事者の保護と補償についていかがお考えでしょうか。

山中　これは本当に大変な問題だと思います。中国やイタリアは、患者さんが急増したために医療崩壊が起きたんですが、日本は幸いそこまでまだ急増していないのですが、別の理由で医療崩壊が起ころうとしていまして、それは医師や看護師さんに負担がかかりすぎていて、しかもいろんな偏見や差別のようなことがあって、医療従事者の方が疲弊されてしまって辞められていくと。

気持ちでいま頑張っていただいているのですが、長期になりますので医療従事者の数が減ってしまって患者さんの数が急激に増えたというよりは、医療従事者の方が疲労困憊してしまって医療崩壊が起こる。

そういうことがかなり日本では懸念されていますので、僕の周りには医療従事者の方がたくさんいます。いま大学院生で給料をもらっていない若手の医師達がコロナの対応に駆り出されたりもしています。また、若い女性で妊娠中の女医さんの方であったり、看護師さんもたくさんおられますが、彼女たちも辞めると自分で言えない、周りの同僚が必死にされているので言い出せない。そういう状況のなかで気持ちで頑張ってくれていいます。

そして、もっと現実的な事を言うと、こんな危険なことをやっていただいているのに、**手当がなかったり、1日290円だったり、一番いいところでも2000〜3000円だったりという。**

お金で動くわけじゃないですけど、でもこういう方々の努力に見合うきちっとした手当は付くべきだと思いますので、ぜひ首相のリーダーシップで改善していただけたらなと思っております。

馬場アナ　これだけのことが起きまして、いままで抱えていた問題がより大きくなっている面もあると思います。いかがでしょうか。

安倍　山中先生が言われたように、欧米のような状況ではもちろんありませんが、ただ実際に医療現場は過酷で、いまこの瞬間も命を守るために医師、看護師、看護助手、あるいは医療従事者のみなさんが本当に頑張っていただいておりますし、大変厳しい状況にあるのは事実であります。

たしかにそのなかで「医療防護服が不足しているではないか」といった切実な声も私どもに届いております。ほとんどを中国、海外に依存していたということもありまして、その中で国が中心になって確保をしまして、3月に国が買い上げて都道府県経由で配っております。4月中に7000万枚を超える医療用サージカルマスクを提供させていただいておりますが、ただ、都道府県において多少の目詰まりもございますので、ウェブを利用しまして医療機関へ国から直接お届けするということも始めました。とにかく非常に困難な状況にあるところに、1日も早く必要な医療防護具をお届けしたいと思っております。

また、いままでそういう物を作っていなかったさまざまな製造業の皆様に、ご協力いただいていることも感謝申し上げたいと思います。

これを教訓として、こうしたいざというときに必要なものは国内で確保できるという体制を、今後作っていきたいと思いますし、また医療現場の皆様大変でありますから、さらなる確保のために全力をあげていきたいと思います。

いま山中先生からご指摘があった、処遇の改善、たしかにその通りだと思います。**重症者治療への診療報酬について、倍増するということをさせていただいて改善、努力をしておりますが、**皆様の貢献にさらに応えていきたいと思っています。

馬場アナ　緊急事態宣言が発令されているなかですと、本来なら政府が確保していち早く届けられるはずですし、そのための努力もされていると思うのですが、新しいシステムはいつから始められたんですか？

安倍　それは先月からですね。先程も申し上げた通り、今まで7000万枚を超えるサージカルマスクをお届けしているはずなんですが、現場に届いていないというところがありますので、そうであるならば、そういう医療現場から直接ウェブを使って国に言ってきていただいて、そこに国が直接届けるという仕組みも別途作っていまお届けをしているということです。

馬場アナ　確たるお答えはできないと思いますが、どのくらいで行き届きそうですか？　みなさんマスクを手作りしていて、一番感染リスクの高い当事者たちが手作りの物でしのいでいるという現状もあるようなのですが。

安倍　サージカルマスクでN95も不足しているので

すが、いま世界中から国が中心となって買い付けを行っております。また、ガウンやフェイスシールド等についてもしっかり確保しておりまして、早急にウェブを使って直接お届けする仕組みを多くの方に活用し始めていただいております。

まだもちろん十二分な量の確保はできてないのですが、サージカルマスクも量が出てまいりましたので、これはかなりお応えできるのではないかと思っております。

馬場アナ　山中先生いかがでしょうか？

山中　いま中国からN95等が入ってきていることは聞いているのですが、一部にはかなりの不良品も混じっているということ、中国も急いで生産しているのか、ということを聞いております。N95が不良品ですとそれを付けたドクターやナースは一瞬で感染する可能性がありますので、ぜひ品質チェック、一定の基準を満たしたものの提供をお願いします。（対談ここまで）

医療従事者の保護・救済については、補正予算案で2921億円の予算が確保され、医療従事者に1人当たり5～20万円（コロナ対応の度合いによる）の給付金が支給されることになった。

ここは安倍首相が山中教授との約束を守った格好だが、医療の問題はコロナに限った話ばかりではない。

実はコロナの「実害」は、感染者が病院に押しかけることよりも、いままでの非コロナ患者たちがコロナを警戒して病院から遠のいたことのほうが大きくなっている。

全国の地域のクリニックからはお年寄りが消え、経営に苦しんでいる——当時はまだそうした実態が指摘されていなかったが、コロナの長期化は医療の現場をさまざまな意味で苦しめ続けている。

【一律10万円給付について】

馬場アナ　一律10万円の追加給付について総理は会見で「事態の推移や状況を十分に見極めながら判断したい」と発言されました。アルバイトができないためギリギリの生活が続いています。いつ頃判断されるのでしょうか。

安倍　まずはこの一律10万円の給付、たとえば８００を超える自治体では、オンライン申請を受け付けてございます。また、それ以外の方々については、申請書が郵送されていくわけでございますので、まずは１日も早くお届けしたいと思っています。

　また、アルバイトができない方々もたくさんおられますが、アルバイトの方々も含めまして、雇用調整助成金の対象に、いままではなかったんですがその対象にいたしました。また、この急変で生活が大変な方々も多いと思います。**緊急小口資金の貸付、これは最大80万円まで貸付が受けられます。**その中で状況が厳しい方々については返済免除の特例付きもございますので、ぜひご活用いただきたいと思います。

　アルバイトの仕事がなくなって住んでいる住居費を払うのが大変だという方々もおられます。**そういう方々に対しては住居確保給付金という制度があります。**

　これはご存知ない方も多いんですが、東京では5万3700円まで出ますので、ぜひこれも活用していただきたいと思います。

　このあとさらに長引いていく状況になってくれば、そのときの状況を見極めて、さらなる対策も当然考えていきたいと思います。

馬場アナ　あとはやはり先日の会見ですと、追加給付の質問ではあったのですが、元の一律10万円も手元に届いていないところが多くて、**早くても5月8日申請、早くてもその1ヵ月後に給付と記憶しているのですが、**そのあたりのスケジュールは変わらないでしょうか？

安倍　一番早いところは、自治体によって既に5月1日から配っておられるところもあるんだろうと思います。まずは申請していただいて、その上で自治体がお届けをするということでありまして、できるだけ早くお届けをしたいと思っています。自治体ごとに多少の違いはあると思いますが。

馬場アナ　各自治体がそれぞれの例のいいところを見習いながら早急に進める面もあるかと思います。

安倍　これはマイナンバーを活用していただければ大変早くいくわけでありますが、**まだマイナンバーの普**

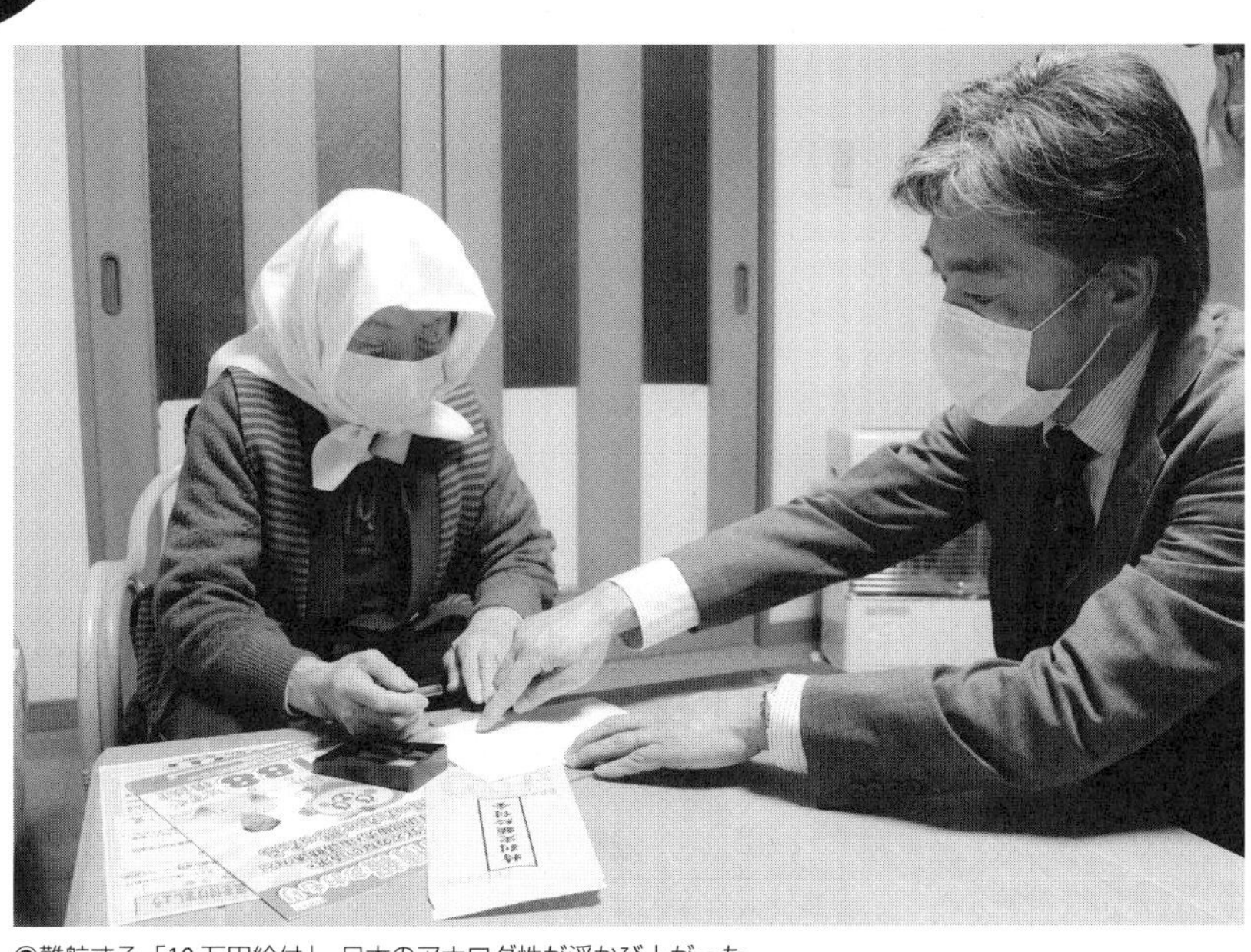

◉難航する「10万円給付」。日本のアナログ性が浮かび上がった

及は16%ぐらいに留まっておりますので、郵送していただいた方々にもなるべく早くお届けするように地方自治体と協力をして全力で取り組んでいきたいと思っています。

馬場アナ　マイナンバーを活用するには、セキュリティ面も両輪で進めていかなければいけないという部分もあると思いますが、早く有用に活用されることを願います。山中先生の身近なところでも、こうした給付の問題、悩みを抱えてる方はいらっしゃいますか？

山中　もう飲食店の方ですとか本当にお気の毒で、できるだけそういうところでテイクアウトをしたりしていますが、普段の収入に比べると本当にわずかだと思いますので、ぜひいろいろな経済的な支援をお願いしたいと思っています。

これはいまの緊急事態宣言というのはダッシュをしているような感じなのですが、あと何週間かダッシュが続くと思いますが、それで終わるわけではなく、その後も持久走のようにかなり、いまよりペースを落とすことはできると思いますが、かなり長期間の対策が必要になると思いますので、いまは10万円でなんとか乗り切れても、そのあとの長期戦というのは乗り切れない方がたくさんおられると思いますから、ぜひ追加の支援というものも先手、先手でお願いしたいと思っております。

馬場アナ　本当に睡眠もままならないというふうに悩んでいる方も多いですね。スピード感が必要な問題かと思います。（対談ここまで）

10万円の給付については、この対談から1ヵ月経過しても、まだ全国の半数以上の世帯が受け取れていない状態で、都市部では7月までずれ込むところも多く出る見込みとなっている。

10万円というそれなりの額だったにもかかわらず、遅すぎて評価されなかったのは安倍首相にとって想定外のことだったと思われるが、追加の給付金についてはいまのところ否定的だ。

補正予算では異例となる10兆円の予備費を確保しただけに「さらなる給付」を期待する声もあるが、同じことをやろうとすれば、また同じような給付をめぐる混乱が起きることは必至で、「10万円」は1回で打ち止めとなる見込みだ。

また、安倍首相は「緊急小口資金（いわゆる「コロナ特例貸付」）の貸付が最大80万円まであり、返済免除の特例もある」と説明しているが、実際に80万円の貸付をすぐに受けられるわけではない。

事前に福祉協議会に予約をしなければならないが、ここでも相当な待ち期間があり、1週間から1ヵ月以上待たされるケースもある。緊急に現金が必要な人にとってはハードルが高い。

さらに離職票や公共料金の領収書、住民票、印鑑証明といった書類も必要で、これらを集めるのにもまたお金がかかる。さらに、申請が終わっても振込みまでには最速で1週間かかる。無利息で借りられるとはいえ「それなら消費者金融のほうが早い」という人も少なくない。

コロナ特例貸付は2種類あり、1回20万円以内を貸し付ける「緊急小口資金」と、単身で1ヵ月最大15万円、2人以上の世帯で1ヵ月最大20万円を3ヵ月まで貸し付ける「総合支援資金」がある。それを最大限借りることができれば80万円となるが、その返済が猶予される対象は所得の減少が続く住民税非課税世帯とされている。

この条件にどれだけの人が当てはまるのかは分からないが、少なくとも「もらえるお金」「誰もが気軽に申請できる」わけではない。

また住居確保給付金についても、その支給要件には当然ながら厳格な収入要件、資産要件、求職活動要件がある。「知られていないからあまり利用されていない」のではなく、要件に該当する人が少ないから利用されていないのが実態だ。

【学生への経済支援について】

馬場アナ 大学生・短大生・高等専門学校生・専門学校生への経済的な支援と、それらの学生が在籍する大学・短大・高等専門学校・専門学校自体への支援策をどの程度の規模でお考えでしょうか？

安倍 学生のみなさん大変だと思います。4月に入学して授業が何もないのに授業料を払わなければいけない。そういう声も大変伺いました。

そこで我々は各大学にお願いをいたしまして、授業料の納付について、あるいは減免についてお願いをさせていただきました。そうしたことを実行していただいた学校に対しましては、国として支援をしていくということを決めていくところでありますが、ほぼ100％の大学において先月末に授業料未納の学生のみなさんも引き続き在籍が可能ということになっていますので、どうかご安心をいただきたいと思います。

そしてまた、アルバイト等もできないようになってしまっているでしょうし、またご両親の経済的な事情も大きな変化が出てこられていると思います。

この4月から高等教育の無償化が5400億円の予算でスタートしたところなのですが、そのなかで給付型の奨学金という制度が始まりました。

これを今回の新型コロナウイルスという事情で、大きく経済状況が変わったみなさんも利用できることになります。**1年間91万円の給付がいくわけでありまして、ぜひこれも活用していただきたいと思います。**

もちろんそのアルバイトにおいても雇用調整助成金の対象にはなるわけでありますが、実際なかなか難しいという声も聞いていますが、そうしたものもぜひ活用もしていただきたいと思っています。

そのうえにおいて、アルバイトで学費を稼ぎながら生活を支えている学生のみなさんもたくさんおられると思います。なかなか家にも頼ることができない。でももちろんいま申し上げたようないろいろな制度を活用していただきたい。

しかしそのなかでも大変であろうと思いますので、今後そういう支援について具体的な支援の仕方、さらなる支援の仕方を、早急に検討して速やかに追加的な対策を講じていきたいと思っています。

馬場アナ　もちろんいろいろな課題を抱えていらっしゃるので一概には言えないと思うのですが、いつ頃を現時点で目標とされていますか？

安倍　現時点では与党とも相談しているんですが、なるべく早く対策を今月中に当然練っていきたいと思っています。

馬場アナ　**我々、新聞で「待ってた」ということが、「あ、でも1ヵ月先なのか」というところで気持ちがくじかれてしまう方も少なくないと……。**

安倍　大切なことは、申し上げましたようにたくさんの制度はあるんですね。そのことをまだご存知ない方もおられますから、先程申し上げましたような、給付型の奨学金も活用していただきたいと思いますし、この学費を納付しなくてもこれは除籍とかにもなりませんから、どうか安心していただきたいと思います。

また緊急の小口資金、先程申し上げましたね。10万円、20万円、最大で80万円になるんですがこういうものも、ぜひ活用していただきたいと思います。

馬場アナ　山中先生はｉＰＳ細胞研究所が京都大学のなかにありまして、大学としてあるいは学生さんを近くで見ていてどんなことを感じていらっしゃいますか？

山中　私たちの研究所には修士課程、博士課程の大学院生がたくさんいます。彼らはもしかしたら一番困っているかも知れません。
20代後半、30代の人もおられまして結婚しておられて奥さんもおられて子どももおられると、ご主人がおられると、そういう形でいまもうバイトもできない。
でも普通の1人暮らしよりもお金がずっとかかるということで、いま大学院生が入っていませんでしたので、ぜひ大学院生の存在も頭に入れていただけたらと思います。
もう1点、これは経済的な支援も大切なんですが、あと本来受けれるべき教育がいま受けることができていないと。こちらに対する支援も先日もオンライン（授業）をどんどん前倒しでやると言っていただいておりましたが、**ぜひ大至急、すべての児童、学生さんがオンライン（授業）を家で受けれると、そういう体制に1日も早くなったらいいなと思っております。**

安倍　ちょっと追加させていただきたいと思います。ずいぶん誤解があるんですが、さきほど私の奨学金のコメントについて、「返さなければいけないではないか」というコメントがあるんですが、**これは給付型ですから返していただく必要がない給付であります。**同時にさきほど申しました91万円というのは学費とは別です。学費は無料ですから、そのうえおいて生活費やあるいは住宅費等のための91万円が出ると、学費は無料で91万円が出て、これは返さなくていいのでありますから、ぜひ活用していただきたいと。これは返さなければいけないんではないか？という誤解もずいぶんあるようでございます。

馬場アナ　給付は返済の必要がない、と。

安倍　給付型ですから。

馬場アナ　山中先生から本来は立場とか業種で区切れるものではないと思うのですが、大学院生もいま総理がおっしゃったような制度は活用できるのでしょうか？

安倍　大学院の方ですが、これはあくまで学部（大学生）ということでありまして、今後将来の課題として大学院ということも考えていかなければいけないと思っております。

山中　給付型は、私も学生のときに給付型の奨学金をたしか月3万円くらいいただいて、本当に助かってそのおかげで医者になれたようなものなのですが、ただだいぶ敷居が高くて、競争率が高くてなかなかそれをもらえる人が限られていました。ですから、いま給付型をもらいたいと思ってもなかなかもらえない人もいるんじゃないかなと思います。

そのへんの件数がどうなっているのか、僕も最近のことはわかってないのでそのあたりもできるだけ給付型の奨学金の割合を増やしていただけたら本当にたくさんの学生さんが助かると思います。

安倍　いま申し上げた5400億円という予算なのですが、これは義務的経費でありますから予算を上回る対象者がいれば、それは当然それに対して対応していくということになります。そこはご安心いただきたいと思います。

馬場アナ　ぜひこの制度をご存知で活用されている方は周りの困っている方とも分け合ってシェアしていただきたいと思います。（対談ここまで）

教育機関の学費減免については、授業料を減免する大学などに国が助成金を出す方向で調整が進んではいるが、そうなったとしても減免が実施されるのはまだ先の話で、緊急的な対策にはなり得ない。

未納の学生も在籍可能としたことは、一部の学生にとって朗報となったかもしれないが、免除されたわけではない。

年間最大で91万円という「給付型奨学金」についても、誰もがそれを申請できるわけではない。

これは私立大学に通う自宅外通学者（現在の給付金額は48万円）についての数字であり、しかも年収の制限がある。家族構成によっても異なるが、中学生の弟、妹がいる4人家族の場合、年収270万円未満の家庭が91万円満額を受け取れる。

だが、現実問題として、地方に住む4人家族で年収300万円未満の親が、子どもを都会の大学に通わせられるのかという指摘はある。

91万円については、学費は無料で、さらに91万円が支給されるとの説明だが、91万円支給の対象者は非常に少ない。首相の言説が間違っているわけではないのだが、どれだけの人がその対象になっているかが説明されていない。国民全体に恩恵が行き届いているかのような話でないことは確かである。

【緊急事態宣言解除の基準について】

馬場アナ 大阪府は緊急事態宣言の独自の解除基準を示しました。「明確な数値の条件が無ければ何処に向かって頑張ればいいか分からない」「精神論ではなく、数値の基準を」という声もあります。国として指標を示すお考えはありますか?

安倍 今回、1ヵ月、5月の末まで緊急事態宣言を延長させていただきました。しかしそのなかで、ずいぶん、新規感染者がゼロの県も増えてきています。

それは皆様から大変なご協力をいただいてきた成果だと思っております。そこで、5月14日を目処に専門家の皆様に再評価をお願いしたいと思っています。

それは感染者数の動向や、あるいは医療提供体制の逼迫状況等を勘案して、詳細に分析、評価をして、可能であれば期間の満了を待たずに、その段階で緊急事態宣言の解除を行いたいと思います。

そのなかにおいて、当然、**どういう基準で解除したのか。あるいは解除しなかったところは、どういう考え方、どういう基準で解除しなかったか。ということについてお示しをさせていただきたいと思います。**

ですから、我々はこのまま、そういうものを示さないというわけではなく、今まさに、この変化を見ながら、専門家の皆様に見極めていただいて、その基準を作っていただこうと思っております。

馬場アナ 14日よりも前の段階でも、こうした基準で進めていきますよ、という方針が固まりましたら公表されるということでしょうか?

安倍 当然そうですね。しかし、それまでに皆様に分析をしていただかなくてはなりません。

分析をしていただいて、分析の上において、分析をしていくというのは、緊急事態宣言を行って、どういう変化があって、どういう対応をしている、その結果、医療現場はどうなっているか、新規の感染者数はどうなっていくかという分析をする。そのなかにおいて基準を決めることができる。

ですから、専門家の皆様は、当然そうなんでしょうけども、できるだけギリギリまで見極めておきたい。という考え方を持っておられます。我々行政としては、できるだけ早く、そうした基準を作っていただきたいと思っていますが、専門家の皆様はできるだけギリギリまでその変動を分析しながらその基準を見極めていきたいというご意向を持っておられると思います。

大阪府においては解除基準というのを示されたのですが、それは大阪が決めた営業自粛等に対する解除の基準でありまして、国が決めたものとは違います。

各自治体が、国が緊急事態宣言を決めて、「こういうなかでこういうことをしてください」ということを申し上げるのですが、その中で各業態に対してどのような自粛を求めるかというのは、各自治体のみなさんが独自の判断をされるというのが特措法の基本的な考え方でありまして、その考え方に則って大阪府の知事が判断しておられるんだろうと思います。

馬場アナ　大阪モデルについて分析をされたり、評価される立場ではないと思うのですが、どのように受け止めていらっしゃいますか？

安倍　大阪モデルというのは、当然、自治体が行うものので国が行うものではないんですね。ですから、大阪は大阪でご判断いただいて、各自治体がそういう判断をしていただきたい。今度、14日に我々は国としての判断を示しますから、その中で各自治体がそれぞれの判断をしていただくことになるんだろうと思います。

馬場アナ　山中先生、このあたりは数値となりますと、PCR検査やデータの話に戻ってしまう気もしますが、どう受け止めていらっしゃいますか？

山中　やっぱり、検査を十分行ってできるだけ全体像を把握するというのが、最大の条件になってくるんじゃないかなと思います。

でも、そう言っていたらいつまでたっても前に進めないですから、いまあるデータでいろんな判断をしていかないとダメだと思うのですが。これは**一番大切な**

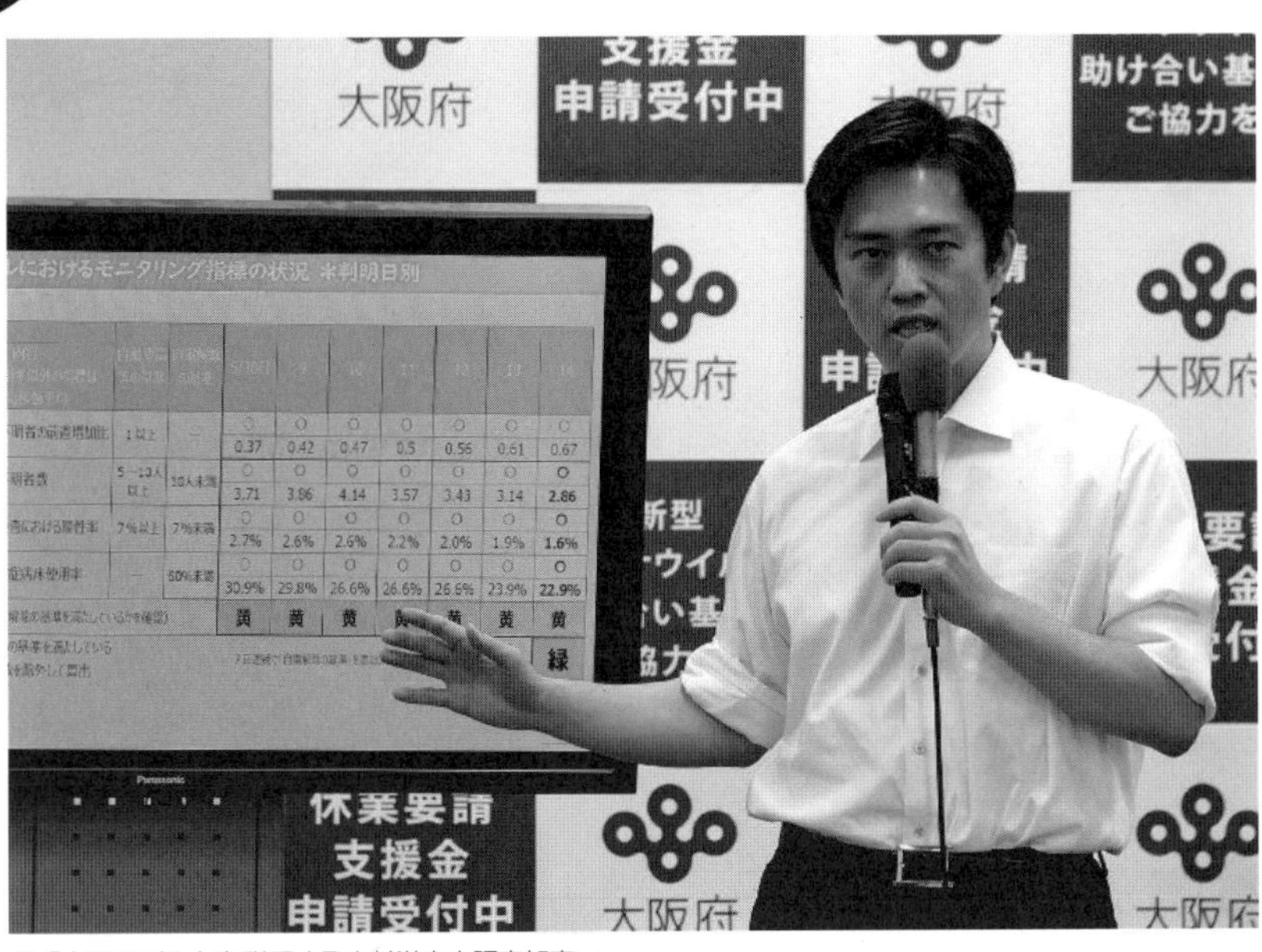

◉「大阪モデル」を説明する吉村洋文大阪府知事

のは医療崩壊を防げるかということで、一昨日の会見で首相が言われたように、まだ毎日の感染者、新たな感染者の方が退院される方の数を上回っている状況ですから、ここでゆるめるわけにいかないのは当然だと思います。

いまの頑張りを続けるとおそらく2週間、1ヵ月ぐらいでかなりベッドに余裕が出てきて、医療従事者の方の過重労働も少し和らぐ可能性が高いと思いますから。その段階で、少しいろんな制限を弱めていけるんじゃないかということで、僕が一昨日の安倍首相の会見を聞いていると、僕にとっては結構出口はしっかり示されたなというふうには理解しております。

馬場アナ　大阪と東京も大都市ということで、検査のデータの出方に違いがあるそうですね？

山中　そうですね。集計の仕方等も違うと思います。ですから繰り返しですけど、ＰＣＲ検査、抗原検査も含めて、しっかり行うと。**氷山の一角で判断するのではなくて全体像で判断するというのが、まず今後は必要になってくると思います。**

数値で言いますと、世界中で、おそらく日本でもそうだと思いますが、「R」という数値、これは1人の感染者が何人に移すかという、この数値を基準にしていると思います。

馬場アナ　実効再生産数と呼ばれているものですね。

山中　そうですね。Reproduction numberで「R」ですけども。この新型コロナウイルスは、何も対策しないと2・5ぐらいだと言われています。たとえば、僕が感染して、もし同じ部屋で近くで話をすると、首相にも馬場さんにもうつしてしまう。もう0・5人ぐらいうつしてしまうと。

だいたいこのウイルスは5日ぐらいでうつすと言われていますから、5日ずつで2・5倍ずつになると大変なことになってしまいますから、これは絶対対策が必要で、いまかなり患者さんが増えましたから、このRを0・5ぐらいまで抑えたら、どんどん患者さんが減っていくということで。

この2・5を0・5に抑えようとすると、8割人と人との接触を減らす必要があると。これは本当に単純な算数。だからこの8割は極めて根拠のある数だと思います。たぶんいま、0・5ぐらいに下がっていると思いますが、患者さんの数が減るのは退院までの時間が2週間とかあるから、もう少しかかるので、もう少し待たないと、医療従事者が倒れてしまいますが、そこで退院者がどんどん増えていくと、今度はRを1ぐらいまで緩めることができると思いますので、2・5を1というのは4割にしたらいいわけですから、今度は6割減になりますから、8割減から比べると6割減はずいぶん状況が変わってくると思いますので、そういう意味で、僕はやっぱりこのRをできるだけリアルタイムで首相に報告するという姿勢が大切じゃないかなと思います。

大阪モデルっていうのは、Rの正確な値がわからないので、陽性率とか1日あたりの感染者、新規のトレースできない数とか、言ってみればRを推測していると私は理解しておりますので、ぜひこのRを、ドイツとかは毎日出していると思いますので、専門家が首相に毎日報告すると。「さあ、首相決めてください」という姿勢が日本も必要だと思います。

安倍　いま先生がおっしゃったことはまさにポイントでありまして、東京都に対しては、その日に発生した新規の感染者数について報告していただきたいということを申し上げているのですが、**発生ベースではなく報告ベースの場合が多いんですね。そうすると正確なRがわからないという問題もありますので、お願いさせていただいています。**

しかし、いままでの経緯を見ても、3月14日においてはR値が2・6だったんですね。それが一時は0・5近くまで下がっています。

ただ、日々によって違いはありますが、日本全体で見ると0・7までは下がってきています。これをしっかりと下げていきたいというのと、実効再生産数を正しく見るためには、ぜひ、保健所は大変だと思いますが、そういった数値の対応もPCRもあります。

そのなかでもできるだけ頑張ってその日その日の数値を出していただきたいということも東京都あるいは国も保健所にお願いしているところです。

馬場アナ　シンプルに検査数だけでは割り切れない、新規の検査がどれだけだったのかということがポイントになってくるということですね。また、1を切れば収束に向かうと我々最初に思っていましたけれども、医療現場の現状を考えると、0・5がひとつの指標であると。総理、これは今後、公表をマメにしていただけるということでしょうか？

安倍　もちろん、政府は把握しているものを全部公表しています。しかし、それが正確かどうかですね、正確性を期すためには、保健所がいま大変な仕事のなかで報告していただいているのですが、それがその日の発生ベースであるようにしていただけるように要請しているところであります。

我々が持っている数字を隠していることはもちろんありません。全て公表しているのですが、大切なことはそれが、いま言ったようなものなのかどうかということでありまして、大変なことではあると思いますが、保健所、また特に東京都、大阪などもありますが特に東京都に頑張っていただきたいと思います。

山中　いま、保健所とか対策チームの方は本当に日夜大変な状況だと思います。

一方で、私もそうなんですが、自粛に協力するために仕事をしたくてもできない優秀な、僕は優秀じゃないですが、いろんな能力を持った人が京大にもいっぱいいますし、東京にもいっぱいおられると思いますので、ぜひ普段の縦割りじゃなくて、各地に潜在的におられる仕事をしたくてたまらない優秀な人がたくさんおりますから、そういう人材を、さきほどのＰＣＲもそうなんですけども、ぜひこの緊急事態とも言える非常事態ですから、活用していただけたら、保健所の方、厚生労働省の方の過重労働もずいぶんましになると思いますし、Ｒという数値もより正確に、よりリアルタイムに出せると。

それによって安倍首相の政策判断も科学に基づいて迅速にできる体制ができると思いますから、これは絵に描いた餅かもしれませんが、ひとつの可能性としてご考慮いただけたらと思います。（対談ここまで）

このやりとりでは、感染状況を示す重要な数値が、首相の政治判断に大きな影響を及ぼしていることがうかがえる。

だが、データにはかならず意味の解釈が必要で、本当に数値だけを見て政治判断をするのであれば、科学者でも首相の役目を果たすことができてしまうことになる。

国民が自粛に疲れ、経済活動の再開を望む声が高まってきた5月以降、安倍首相はおおむねコロナのリスクよりも経済を優先する判断を繰り返してきた。

だが、いまのところ持ちこたえているように見える国内の感染者数が、また以前のような水準に戻る可能性は否定できない。そうなったとき、どのデータをどう解釈するか。それを国民が理解できる言葉で説明する能力が首相には求められる。

【マスク不足について】

馬場アナ　欧州各国でマスク着用が義務化されたと知

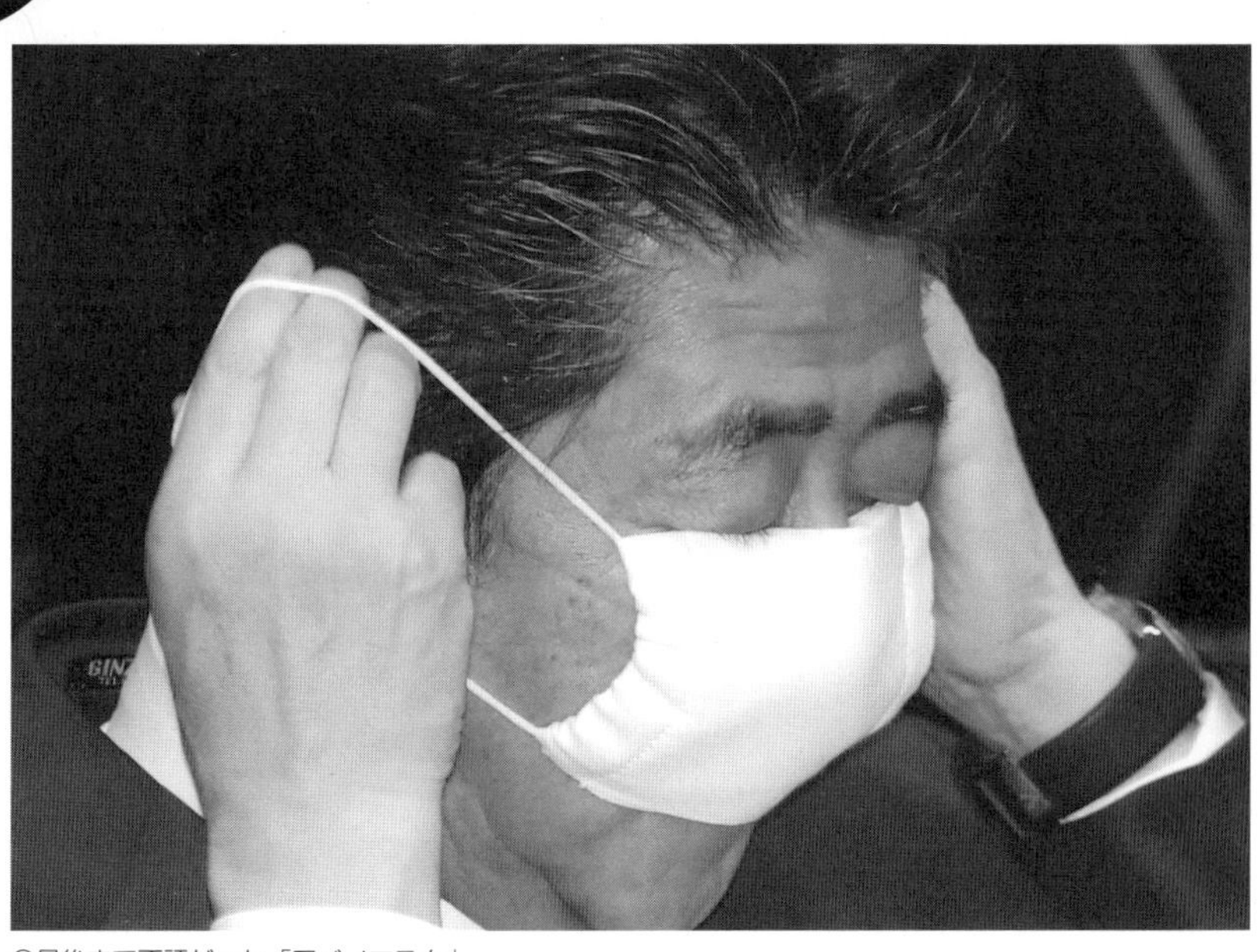
◉最後まで不評だった「アベノマスク」

り、政府がマスク配布を妥当だったと思う反面、不良品や契約まわりで疑惑を持たれたのは問題です。今後の全面解除に向けてマスク着用がさらに重要となりますが、日常的に購入できるのはいつ頃からになるのでしょうか。

安倍　今回、マスクについて我々2枚配布をさせていただきました。厳しい状況でございましたので、洗うというご面倒おかけしますがずっと使えるものになるわけでございますので、この逼迫した状況を改善したいという気持ちで、まずは介護施設、次は学校という順番で広げて参りましたが、各戸に配布をさせていただきました。

すべての業種のみなさん、あるいは製造業のみなさん、本当に一生懸命作っていただいたと思います。**疑惑というのは、野党がそういうこと言っているんですが、まったくそんなものはありませんし**、それぞれ本当にみなさん一生懸命作っていただいて、数もおさえていただいたと思っています。

我々がこれをやり始めた後、パリやあるいはシンガポールでもこういう配布をスタートしたというふうに思います。

また、官民連携してマスクの生産の増強を行っています。またこういう品薄状況を解消できる考え方のもとに布マスクも配布をさせていただきました。こういうものを出すと、**いままでたまっていた在庫、ためられていた在庫もずいぶん出て参りました。価格も下がってきたという成果もありますので、そういう成果はあったのかなと思います。**

いずれにしても多くのメーカーのみなさんにも増産に参加をしていただいていますし、我々も補助をしています。もちろん余るということはないんですが、基本的には国が全部買い取るということも約束して、安心していま製造していただいているところであります。

馬場アナ　なかなかいつ頃というのは難しいかと思いますけれどもありがとうございます。（対談ここまで）

いわゆる「アベノマスク」については、5月6日の時点で「各戸に配布をさせていただきました」「価格も下がってきたという成果もあります」となぜか完了形で語られているが、正確には「配布することを決めました」という段階であり、当時、アベノマスクを手にしていた人はほとんどいなかったことは指摘しておきたい。

このマスク問題は、コロナ対策の失策の象徴となり、その後、さまざまな形で政権の足を引っ張ることになった。

マスク配布の高額な費用や一部の受注先の素性が問題になったことで国民のチェック機能が高まり、それは後に問題になる持続化給付金事業における委託先の不正受注疑惑などにもつながっている。


【東京五輪について】

馬場アナ　来年、東京オリンピックの開催に間に合うまでワクチンが開発される目途はあるのでしょうか。3000億円と言われる追加費用やスポンサー離れの不安があるなか、東京オリンピック開催のメリットとはなんなのか教えてほしいです。

安倍 東京オリンピックは、1964年の東京オリンピック・パラリンピック以来のオリンピック・パラリンピックになります。あのとき私10歳だったんですが、世界のすごいスポーツマンと互して日本人が頑張っている。本当に小さな身体に力を感じる想いでありました。

まさに、日本のソフトパワーを世界に発信する、最大の機会だと思いますね。障害者のみなさんが本当に住みやすい街を日本が作っている、そういう大会を運営している、文化も発信できます。アスリートのみなさんが、あるいは観客のみなさんが、本当に感動できる。安心して観戦できる、そういう大会にしていきたいと。スポーツの魅力を世界に発信しつつ、国際貢献をしていく、本当に大きなこれは魅力、力になっていく、と私は確信をしています。と、同時に、オリンピックを開催するうえにおいては、今日、山中伸弥先生とご一緒しているんですが、科学者の皆様の力が大変いま必要とされています。

お薬とワクチンがしっかりとできる。このことによって、新型コロナウイルスの収束というのは日本だけではなくて、世界中で、アフリカを含めて、世界中で収束させなければなりません。そのためにはやっぱりそうした治療方法、ワクチンがぜひとも必要だと思ってます。**薬につきましては、アビガンについて今月中の承認を目指したいと思ってます。**レムデシビルについては、明日（5月7日）承認の予定であります。あと、山中先生よくご存じの大村先生が開発された、ノーベル賞をとられた、イベルメクチンというものについても治験を開始をしていく予定であります。

こうした力を、日本の力も尽くしていきたいと思います。ワクチンについては日本においても、東大や阪大や感染研で研究をしておりますし、世界の叡智を結集しなければいけませんから、日本もＣＥＰＩ（感染症流行対策イノベーション連合）やＧＳＫ（グラクソ・スミスクライン＝本社・英国の製薬企業）にしっかりと資金を提供して、世界で協力してワクチンの開発を進めています。

できるだけ早くワクチンが開発されることを期待し

たいと思いますし、早いものでは秋くらいに人への治験が開始するということも視野に入ってきてるということも聞いております。オリンピックを成功させるためにも、治療薬、ワクチンの開発、日本も中心になって進めていきたいと思います。

山中　来年7月にオリンピックの延期、僕は2年後になるのか1年後になるのかと思っていて、1年後に決まったときに、これは研究者にすごい宿題を与えられたなと思いました。

やはり首相言われたように、ワクチン、治療薬の開発がもう絶対条件になっていると思います。

そのなかでも、ワクチンは早いものはもう治験が海外では始まっておりますが、ただオリンピックというのは世界中から選手が来て、世界中から観客が来る、すごい人間の大移動が起こる大会ですから、**これを可能にするだけのワクチン量を1年で準備できるかどうかというと、これは研究者として率直に、かなり幸運が重ならない限り、ワクチンだけでは難しいんじゃないかと思います。**

でも幸運が重なればあり得ますが、僕がワクチン以上に期待しているのはやはり薬でありまして、この薬も新たな薬の開発はもう絶対間に合わないので、首相が言われたアビガンであるとかイベルメクチンであるとか、そういった既存薬によって新型コロナウイルスがインフルエンザと一緒くらいの怖さなんだと、そこまで持っていけたらもう全然状況変わると思います。

普通、日本の薬の承認だと、アビガンが今月中に承認なんてもう僕、絶対あり得ないと思ってたんですが、それが今月中といまも発言されましたし、一昨日に記者会見で言われて、もう飛び上がって喜びました。

ぜひこれ実現させていただきたいですし、もう少し厚かましいお願いをすれば、アメリカのレムデシビルが、アメリカのデータをもとにこんな短時間で承認されようとしているわけですから、日本でアビガンはもう安全性のデータも相当揃っていますし、いま効果のデータもかなり揃っていますから、本当言うと今月中、今月中でも十分ものすごいことだと思うんですが、できたらレムデシビルと同時くらいになんとか首相の鶴の一声でやっていただけないかと、本当思います。と言いますのは、これから月末までも、多分日本だけでも何千人かは発症されて、そのうち何百人かは重症化されます。

そういう方にもしアビガンを全員に使えば、何十人、もしかしたら何百人かの重傷化を1ヵ月でも防げる可能性ありますから。

ほぼ承認されることが間違いない状態だと思いますので、こういう非常時ですから、特例的に同時承認とかこれは本当に特例中の特例だと思いますが、ただ世界はそういう状況で特に日本はオリンピックという大きな目標がありますので、**これを実現させるためには相当普段と違うことをやらないとだめな状態だと思いますので、ぜひ首相にもうひと頑張りしていただけたらというのが私のお願いです。**

安倍　レムデシビルについては、もう明日なので（同時にいうと）間に合うことはないんですが、たしかに承認は今月中、これもいま先生に言っていただいたようにいままでから比べれば相当短くしたんですが、ただ一般の患者のみなさんに使っていただくことにおいては、患者のみなさんが承認していただければ、病院が倫理委員会で承認していただければ、みなさん使っていただける。観察研究という仕組みが先生もよくご存知のとおりかと思いますが、承認までのあいだはこれを使ってどんどん活用していただきたいと思います。

また、これ以外にも国産のものでフサンとか、オルベスコ、こういう効果が認められているたくさん国産の薬が既存の薬でありますので、こうしたものを総力をあげていきたいと思います。

山中　あと、アクテムラというリウマチの薬がございます。これも日本で開発された薬ですが、特に重症の肺炎の方にはかなり効果が期待されていますので、実は新型コロナウイルスの治癒力に関しては日本はすでに世界をリードしつつあると思いますから、ぜひオリンピックのためにも僕はこれがひとつの鍵じゃないかなと思いますので。

日本はいろんな薬害もあって、薬の承認は非常に慎重になっているのは当然ではあるんですが、いまは他の病気で安全性が確認されている薬でしたらかなり特例的に使っていけると思いますので、本当に世界のモデル、Jモデルではないですけれどもそういう姿を示せるチャンスというのも変ですけど、立場にあると思います。ぜひお願いしたいと思っています。

新規のこのウイルス専用の薬の開発も科学者は一生懸命やっていますが、これはやっぱりいくら頑張っても、普通にやったら10年20年かかりますから、いくらウルトラCで頑張っても2年3年かかってオリンピックには間に合いませんので、ぜひ日本にたくさんある既存薬の早期の承認をお願いできたらと思っています。

（対談ここまで）

東京五輪について、安倍首相は何とか早期のワクチン開発を目指すと述べている。

アビガンの承認について、首相は「5月中の承認を目指す」とブチ上げ、山中教授を驚かせたが、その後アビガンを開発した富士フイルム富山化学からは承認申請がなく、約束は空手形に終わった。

これに関して安倍首相を責めるつもりはないが、五輪開催をめぐる環境整備に関しては山中教授と安倍首相の間でかなりの温度差が見受けられる。

山中教授は、世界中から多数の人間が日本にやってくる場合、それに対応するワクチンを1年で準備することは不可能ではないかと指摘しているが、首相は政治リーダーの立場でそれに同意することはできなかったのだろう。

【携帯端末の位置情報活用について】

馬場アナ　では、最後の質問となります。スマホを活用した接触追跡技術が注目されていますが、プライバシーの侵害だという声があります。しかし利用者が多いほど感染拡大を早期に収束することができるはず。命の問題を「監視社会かプライバシーか」の二元論だけで考えていいのでしょうか。

安倍　これはプライバシーを守ることと感染拡大を防止するために、こうしたIT技術を使っていく、両立させなければならないと思っております。

いまは極力8割、最低7割ということをお願いしておりますが、それだけではなかなか難しいわけでありますす。こうしたものを使って、たとえばシンガポールや台湾は活用してます。

一方、じゃあ自分がどこにいるかを知られるのは嫌だなと、当然それはみんなそうだと思いますね、私もそうですから。そこで位置情報は守られる。いわば、位置情報は把握しない。伝えなくていいんですね。電話番号は伝えなくていい。誰と誰とが携帯同士が接触したということはわかります。

ということになれば、もし感染者がいた場合は、接触した可能性のある人達にメールで送信するということになれば、こういう事態に対して、たとえばクラスターをただちに把握して、クラスター対策もあっという間に進みますし、これはその人達の命を守ることにもつながっていきます。

プライバシーをしっかりと守りながらも、人々の健康と命を守るということを両立させていきたいと思っております。（対談ここまで）

コロナ対策に有効と分かっているビッグデータ活用、AI管理について、首相は「日本は安全に運用するので心配ない」という趣旨の説明をしている。

しかし、そうでないことが往々にして起きる可能性があるため、この問題が議論されていることを忘れてはならない。

日本では、プライバシー重視の考えが非常に根強く、それがデジタル化を阻害する弱点にもなっていると指摘されてきた。その部分の考え方について、本来はもう少し踏み込んだメリットとデメリットの評価を求めたいところだったが、ここでは「両立を目指す」という、玉虫色の回答で終わっている。

日本でも6月より、感染者との接触の可能性を知らせるアプリの運用が始まったが、日本においては、政府によほどの信頼がなければ国民がそれを好き好んで使いこなすという状態にはならないだろう。

▼心に残らない超高視聴率記者会見

総視聴率69・2%! 安倍首相「緊急事態宣言」歴史的会見「不評」の理由

総視聴率70%に近い歴史的記者会見となった4月7日の首相演説。だが、いまその内容を思い出せる人は少ない。自らの言葉で国民に語りかけられなかった安倍首相の「限界」。

文=コロナ問題特別取材班

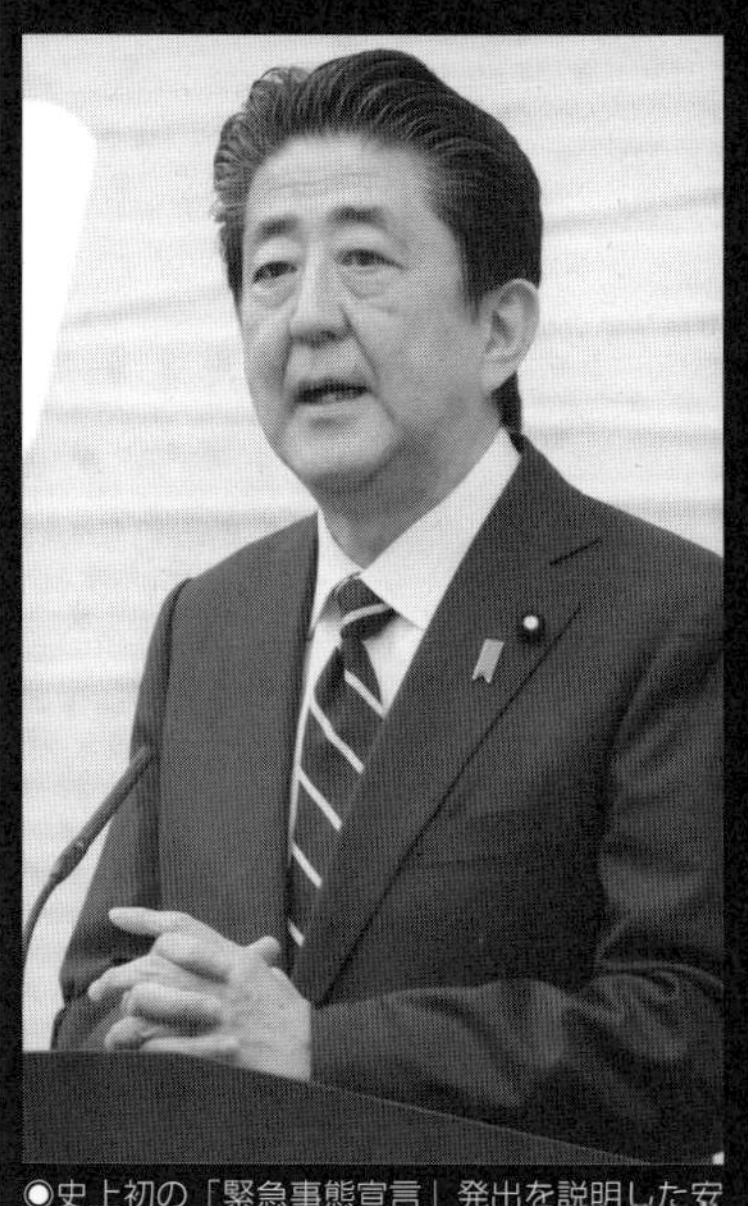

●史上初の「緊急事態宣言」発出を説明した安倍首相

なぜ首相の会見は印象が薄いのか

2020年4月7日午後7時。安倍首相は記者会見し、特別措置法第32条に基づき、緊急事態宣言を発出することを発表した。

史上初となる「緊急事態宣言」への注目度は高かった。それまで、いつ宣言が出るのかと構えていた国民は、首相が何を語るのか、それを見届けるためにテレビやスマホに釘付けとなった。

「ある意味、歴史的な会見になったことは間違いありません」

と官邸記者が語る。

「この模様を中継した各局の視聴率はNHK26・3%、日テレ12・6%、テレビ朝日8・0%、テレビ東京7・7%、TBS7・6%、フジテレビ7・0%と、合計69・2%もの高視聴率を記録しました。ネットで中継を見た人を含めれば、国民のほとんどが見ていたといっても過言ではないでしょう」

各局の視聴率こそ平凡だが、画面はまったく同じ内容をライブで伝えている。実質「視聴率70%」となれば、年末の紅白歌合戦をはるかに上回るインパクトで、NHK・民放合わせ、瞬間最高89・7%を記録したとされる1972年の「あさま山荘事件」や、近年で言えば2002年の日韓共催W杯における「日本―ロシア」戦（66・8%、フジテレビ）に匹敵する注目度だったことになる。おそらく、これほど国民の関心を集めるできごとは、今後もそう起きることはないだろう。

だが、それほど注目された安倍首相がそこで何を語ったのか、思い出せるという人は少ないのではないだろうか。

一気にロックダウンに突入するなどのサプライズもなく、官僚の「作文」を読み上げただけなら、そうなるのも必然だ。要は、危機に際して、安倍首相自身が「自分の言葉で語るのか、そうでないのか」が会見の最大の見どころだったわけだが、結果は予想通りだった。この令和のコロナ会見は、後々「世紀のがっかり会見」として歴史に残ることになるだろう。

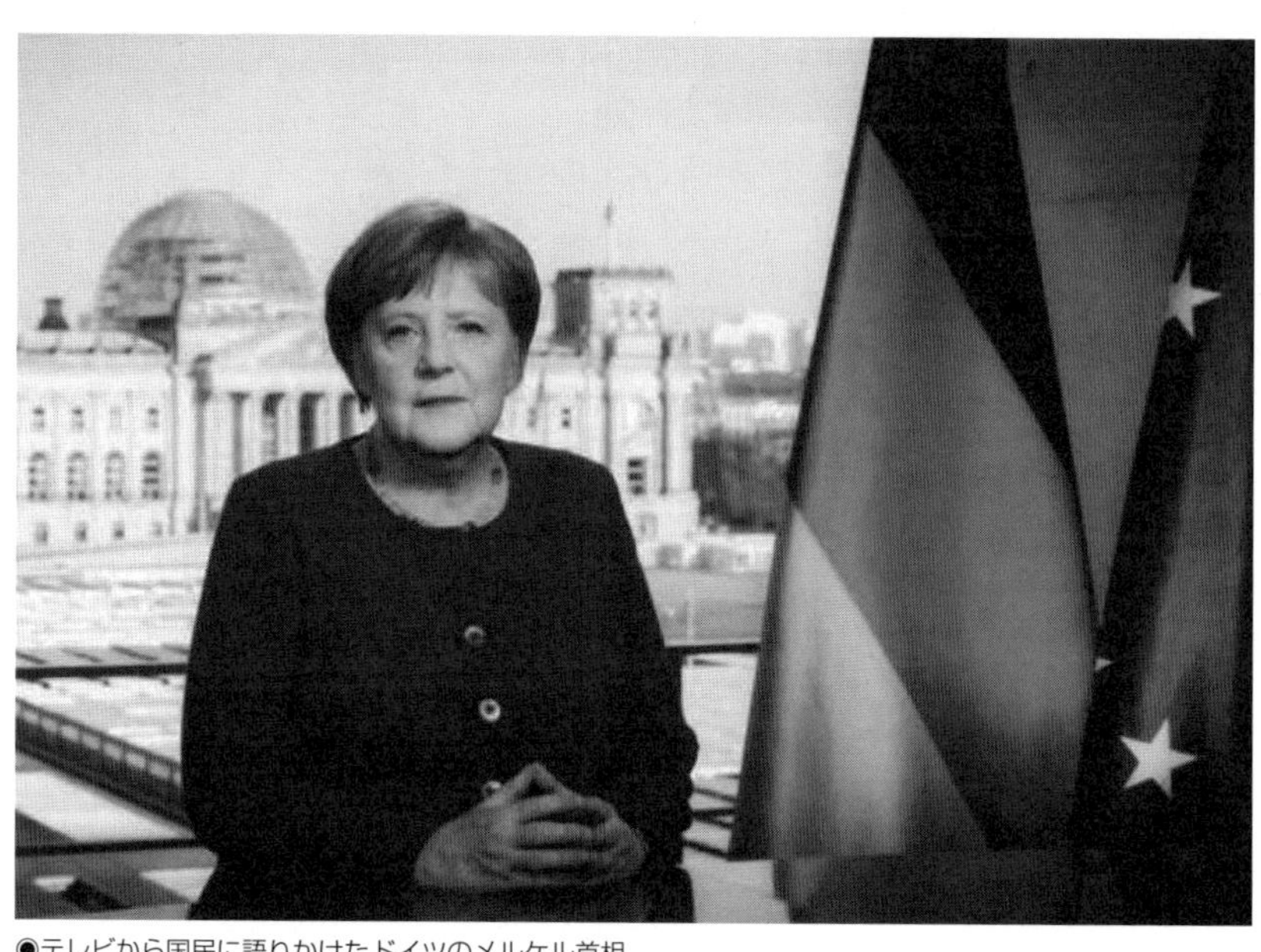

◉テレビから国民に語りかけたドイツのメルケル首相

世界的に話題となった「メルケル演説」

同じ時期、ドイツでは女性指導者の「記者会見」が世界的な話題になった。

ドイツのメルケル首相は3月18日、国民に向けてこう語っている。

「日常生活における制約が、今すでにいかに厳しいものであるかは私も承知しています。イベント、見本市、コンサートがキャンセルされ、学校も、大学も、幼稚園も閉鎖され、遊び場で遊ぶこともできなくなりました。連邦と各州が合意した休業措置が、私たちの生活や民主主義に対する認識にとりいかに重大な介入であるかを承知しています。これらは、ドイツ連邦共和国がかつて経験したことがないような制約です。

次の点は、しかしぜひお伝えしたい。こうした制約は、渡航や移動の自由が苦難の末に勝ち取られた権利であるという経験をしてきた私のような人間にとり、絶対的な必要性がなければ正当化し得ないものなのです。民主主義においては、決して安易に決めてはならず、決めるのであればあくまでも一時的なものにとどめるべきです。しかし今は、命を救うためには避けられないことなのです」

東ドイツ出身のメルケル首相は、自身の体験、政治理念と重ね合わせてそう語った。

テレビ演説では、どんなに言葉を取り繕ったとしても、国民をだますことはできない。安倍首相の言葉が、本当に心の底から出たものかどうか。記者に対する答えが、本当の自分の考えか、あらゆる日本人は敏感に感じ取っている。

次に収録するのが、そのスピーチのすべてである。

1ヵ月で8万人感染する可能性も

【安倍首相冒頭発言】

まず冒頭、全国各地の医師、看護師、看護助手、病院スタッフの皆さん、そしてクラスター対策に携わる保健所や専門家、臨床検査技師の皆さんに、日本国民を代表して、心より感謝申し上げます。

新型コロナウイルスとの闘いのまさに最前線で、強い責任感を持って、いまこの瞬間も1人でも多くの命を救うため、献身的な努力をしてくださっていることに心からの敬意を表したいと思います。

世界全体で既に6万人以上が死亡した、この過酷なウイルスとの闘いにおいて、確かな技術と高い使命感を持った医療従事者の皆さんの存在は、私たち全員を勇気付けてくれるものです。本当にありがとうございます。

感染リスクと背中合わせの厳しい状況をも恐れず、ベストを尽くしてくださっている皆さんを支えるため、できることは全てやっていきたい。医療現場を守るため、あらゆる手を尽くします。

感染予防に欠かせない医療物資について、国内での増産を進めています。電機メーカーなど、異業種の力も借りながら、更に提供体制を強化していきます。

軽症者や症状のない感染者の皆さんは、医療機関ではなく、宿泊施設などで療養いただくことで、医療機関の負担を軽減します。ホテルチェーンに御協力をいただき、関東で１万室、関西で３０００室を確保しました。日本財団も臨時の施設建設を進めてくださっています。これらを活用させていただき、医療支援を重症者対応に振り向けることで、病院の機能維持を図ります。

ただ、こうした努力を重ねても、東京や大阪など、都市部を中心に感染者が急増しており、病床数は明らかに限界に近づいています。

医療従事者の皆さんの肉体的、精神的な負担も大きくなっており、医療現場はまさに危機的な状況です。

現状では、まだ全国的かつ急速な蔓延には至っていないとしても、医療提供体制がひっ迫している地域が生じていることを踏まえれば、もはや時間の猶予はないとの結論に至りました。この状況は、国民生活及び国民経済に甚大な影響を及ぼすおそれがあると判断いたしました。

本日は、この記者会見に尾身先生にも同席いただいておりますが、先ほど諮問委員会の御賛同も得ましたので、特別措置法第32条に基づき、緊急事態宣言を発出することといたします。

対象となる範囲は、関東の１都３県、東京都、神奈川県、千葉県、埼玉県、関西の大阪府と兵庫県、そして九州の福岡県であります。最も感染者が多い東京都では、政府として今月中を目途に五輪関係施設を改修し、８００名規模で軽症者を受け入れる施設を整備する予定です。

今回の緊急事態宣言に伴い、必要があれば、ここに自衛隊などの医療スタッフを動員し、特別措置法48条に基づく臨時の医療施設として活用することも可能であると考えています。

医療への負荷を抑えるために最も重要なことは、感染者の数を拡大させないことです。そして、そのためには何よりも国民の皆様の行動変容、つまり、行動を変えることが大切です。

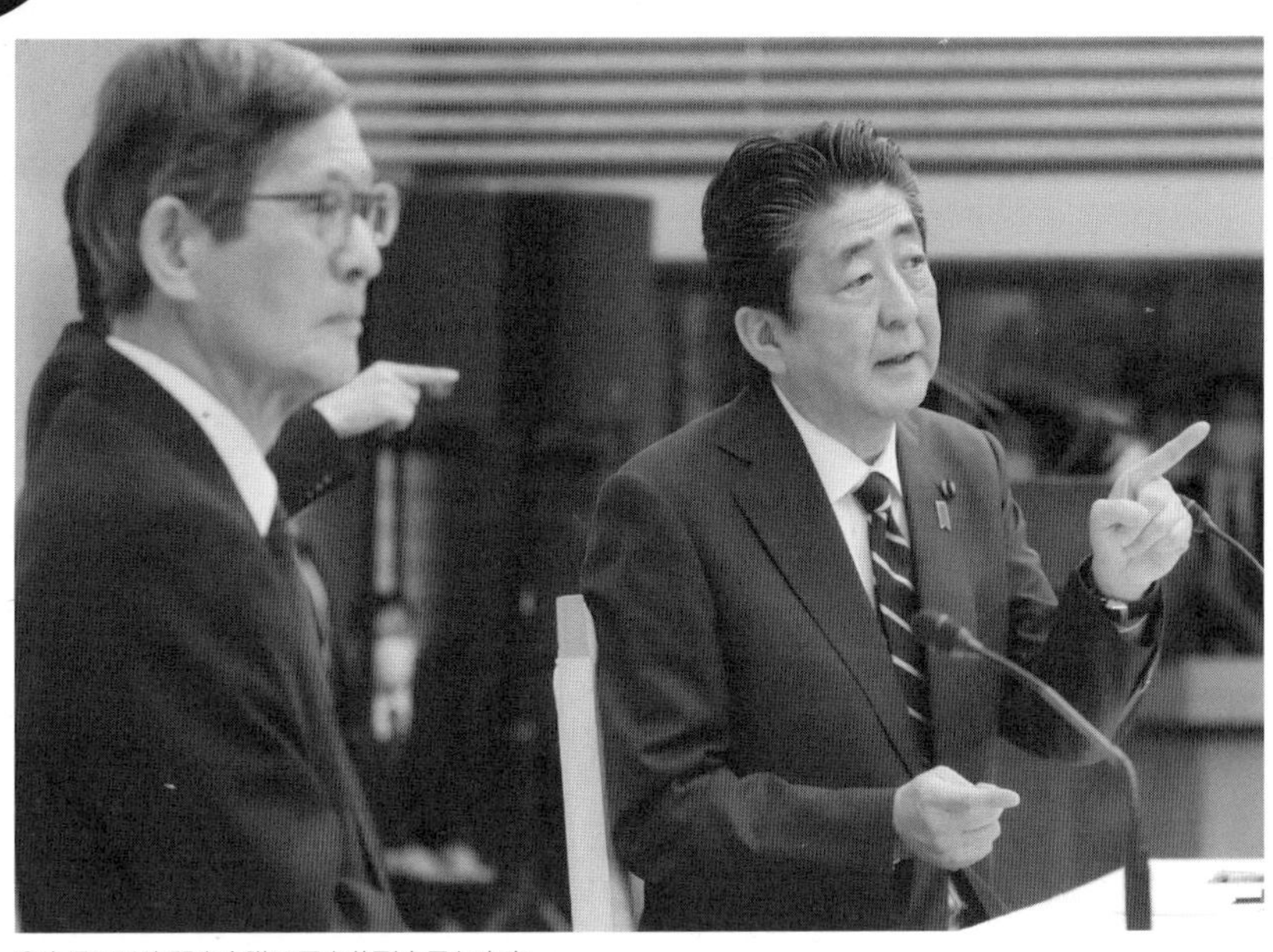

◉会見には専門家会議の尾身茂副座長も出席

特別措置法上の権限はあくまで都道府県の知事が行使するものでありますが、政府として、関東の1都3県、大阪府と兵庫県、そして福岡県の皆様には、特別措置法45条第1項に基づき、生活の維持に必要な場合を除き、みだりに外出しないよう要請すべきと考えます。

事態は切迫しています。東京都では感染者の累計が1000人を超えました。足元では5日で2倍になるペースで感染者が増加を続けており、このペースで感染拡大が続けば、2週間後には1万人、1ヵ月後には8万人を超えることとなります。

しかし、専門家の試算では、私たち全員が努力を重ね、人と人との接触機会を最低7割、極力8割削減することができれば、2週間後には感染者の増加をピークアウトさせ、減少に転じさせることができます。

そうすれば、爆発的な感染者の増加を回避できるだけでなく、クラスター対策による封じ込めの可能性も出てくると考えます。その効果を見極める期間も含め、ゴールデンウイークが終わる5月6日までの1ヵ月に限定して、7割から8割削減を目指し、外出自粛をお願いいたします。

接触を「8割減らす」という目標

繰り返しになりますが、この緊急事態を1ヵ月で脱出するためには、人と人との接触を7割から8割削減することが前提です。これは並大抵のことではありません。

これまでもテレワークの実施などをお願いしてまいりましたが、社会機能を維持するために必要な職種を除き、オフィスでの仕事は原則自宅で行うようにしていただきたいと思います。

どうしても出勤が必要な場合も、ローテーションを組むなどによって出勤者の数を最低7割は減らす、時差出勤を行う、人との距離を十分に取るといった取組を実施いただけるよう、全ての事業者の皆様にお願いいたします。レストランなどの営業に当たっても、換気の徹底、お客さん同士の距離を確保するなどの対策をお願いします。

学校休校が長期化しますが、オンラインなどで学習できる環境整備を地域と協力して加速します。電話、オンラインでの診療も、初診も含めて解禁することとしました。病院での感染リスクを恐れる皆さんにこれを積極的に活用いただくことで、受診を我慢するといった事態が生じないようにします。

その上で、生活必需品の買物など、どうしても外出する場合には、密閉、密集、密接、3つの密を避ける行動を徹底していただくよう、改めてお願いいたします。

今までどおり、外に出て散歩をしたり、ジョギングをすることは何ら問題ありません。他方で、3つの密がより濃厚な形で重なる、バー、ナイトクラブ、カラオケ、ライブハウスへの出入りは控えてください。集会やイベントを避け、飲み会はもとより、家族以外の多人数での会食も行わないようお願いいたします。

この感染症の恐ろしい点は、発熱などの症状が全くないにもかかわらず感染している人が多いことです。そして、知らず知らずのうちに周囲の人にうつしてしまうことで拡大していくという点です。

既に自分は感染者かもしれないという意識を、特に若い皆さんを中心に全ての皆さんに持っていただきたい。外出する際にも、人混みを避け、他の人との距離を保つ、飛沫を飛ばさないようにマスクを着けるなどの行動をお願いいたします。そのことが他の人の命を守ることになります。そして、ひいては自分の命を守ることになります。国民の皆様の御協力をお願いいたします。

緊急事態としての措置を講ずる以上、当然、経済活動への大きな影響は避けられません。もとより、今でも多くの中小・小規模事業者の皆さんが事業継続に大きな支障を生じておられます。世界経済だけでなく、日本経済が、いま、まさに戦後最大の危機に直面している、そう言っても過言ではありません。

その強い危機感の下に、雇用と生活は断じて守り抜いていく。そのために、GDP（国内総生産）の2割に当たる事業規模108兆円、世界的にも最大級の経済対策を実施することといたしました。

困難に直面している御家族や中小・小規模事業者の皆さんには、総額6兆円を超える現金給付を行います。1世帯当たり30万円に加え、次の児童手当支払に合わせ、1人当たり1万円を追加することで、お子さんの多い御家庭の家計もしっかりと下支えします。

日本経済を支える屋台骨は中小・小規模事業者の皆さんです。本当に苦しい中でも、いま、歯を食いしばって頑張っておられる皆さんこそ、日本の底力です。

皆さんの声は、私たちに届いています。皆さんの努力を決して無にしてはならない。その思いのもとに、史上初めて事業者向けの給付金制度を創設しました。

売上げが大きく減った中堅・中小法人に200万円、個人事業主に100万円支給します。固定資産税も減免します。消費税などの納税に加え、社会保険料の支払は1年間猶予いたします。当然、延滞金はかかりません。26兆円規模の猶予を実施することで、手元資金を事業継続のために回していただけるようにいたしました。

民間の地方銀行、信用金庫、信用組合でも、実質無利子・無担保、最大5年間元本返済据置きの融資が受けられるようにします。さらには、雇用調整助成金の助成率を過去最大まで引き上げるなど、考え得る政策手段を総動員して、国民の皆様と共に、この戦後最大の危機を乗り越えていく決意であります。

「ロックダウン」ではない

今回の緊急事態宣言は、海外で見られるような都市封鎖、ロックダウンを行うものでは全くありません。そのことは明確に申し上げます。今後も電車やバスなどの公共交通機関は運行されます。道路を封鎖することなど決してありませんし、そうした必要も全くないというのが専門家の皆さんの意見です。

海外では、都市封鎖に当たり、多くの人が都市を抜け出し、大混乱と感染の拡大につながったところもあります。今、私たちが最も恐れるべきは、恐怖それ自体です。SNSで広がったデマによって、トイレットペーパーが店頭で品薄となったことは皆さんの記憶に新しいところだと思います。

ウイルスという見えない敵に大きな不安を抱くのは、私も皆さんと同じです。そうしたとき、SNSは本来、人と人の絆を深め、社会の連帯を生み出すツールであり、社会不安を軽減する大きな力を持っていると信じます。

しかし、ただ恐怖に駆られ、拡散された誤った情報に基づいてパニックを起こしてしまう。そうなると、ウイルスそれ自体のリスクを超える甚大な被害を、私たちの経済、社会、そして生活にもたらしかねません。

専門家の皆さんの見解では、東京や大阪での感染リスクは、現状でも不要不急の外出を自粛して普通の生活を送っている限り、決して高くない。封鎖を行った海外の都市とは全く状況が異なります。ですから、地

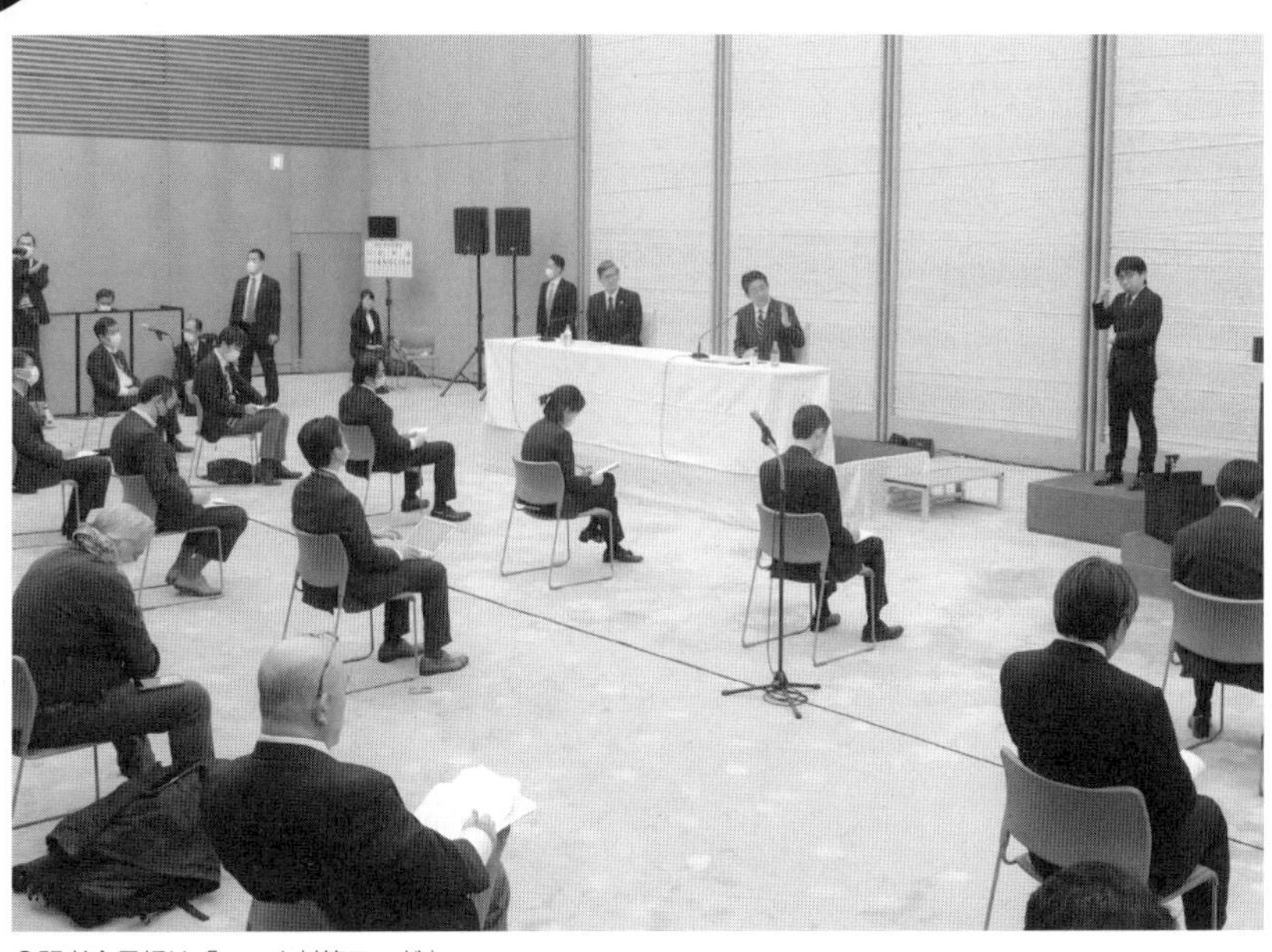

◉記者会見場は「コロナ対策モード」

方に移動するなどの動きは厳に控えていただきたい。地方には、重症化リスクが高いと言われる高齢者の皆さんもたくさんいらっしゃいます。その感染リスクを高めることのないようお願いいたします。

当然、社会機能はしっかりと維持してまいります。自治体とも協力しながら、電気、ガス、通信、金融、ごみの収集・焼却など、暮らしを支えるサービスは平常どおりの営業を行っていきます。高齢者の介護施設や保育所などで働いておられる皆さんにも、サービスを必要とする方々のため、引き続き御協力をいただくようお願いいたします。食品など生活必需品の製造・加工に関わる皆さん、物流に携わる皆さん、そして小売店の皆さんには、営業をしっかりと継続していただきます。ですから、皆さんにはどうか正しい情報に基づいて、冷静な行動を心よりお願いいたします。

いまこそ生かす「震災」の経験

この2ヵ月で、私たちの暮らしは一変しました。楽しみにしていたライブが中止となった。友達との飲み会が取りやめになった。行きたいところに行けない。みんなと会えない。かつての日常は失われました。ただ、皆さんのこうした行動によって多くの命が確実に救われています。おひとりおひとりの御協力に心より感謝申し上げます。

率直に申し上げて、政府や自治体だけの取組では、この緊急事態を乗り越えることはできない。これは厳然たる事実です。感染者の爆発的な増加を回避できるのか。1人でも多くの重症者を死の淵から救うことができるのか。皆さんを、そして皆さんが愛する家族を守ることができるのか。全ては皆さんの行動にかかっています。改めて御協力をお願いします。

全く先が見えない大きな不安の中でも、希望は確実に生まれています。日本中、世界中の企業、研究者の英知を結集して、ワクチン開発、治療薬の開発が進んでいます。新型インフルエンザの治療薬として承認を受け、副作用なども判明しているアビガンは、既に120例を超える投与が行われ、症状改善に効果が出ているとの報告も受けています。

観察研究の仕組みのもと、希望する患者の皆さんへの使用をできる限り拡大していく考えです。そのために、アビガンの備蓄量を現在の3倍、200万人分まで拡大します。国内での増産に必要な原料の生産には、各地の企業が協力を表明してくださっています。自動車メーカーは、人工呼吸器の増産を手助けしてくれています。

欠航が相次ぐエアラインの皆さんは、医療現場に必要なガウンの縫製を手伝いたいと申し出てくださいました。学校が再開する子供たちのために、手作りマスクを届けようとしている皆さんがおられます。スーパーを生活必需品で満たすため、昼夜を分かたず、いま、この瞬間も物流を守り続けるトラック運転手の皆さんがいます。医療現場のため自分たちができる支援をしたいと、クラウドファンディングを始めた皆さんがいます。

看護協会は、5万人を超える、現在、現場を離れている看護師の皆さんに協力を呼びかけています。私からも是非お願いをしたい。この国家的な危機に当たり、ウイルスとの闘いに皆さんのお力をお借りしたいと思います。

実際、看護協会の呼びかけに応じ、既に、命を救うため、命を守るため、医療現場への復帰を申し出てくださっている方々がいらっしゃいます。あらゆる分野でこの危機にできる限りのことをやろうと、全国で立ち上がってくださっている皆さんがいる。これこそが希望であります。

9年前、私たちはあの東日本大震災を経験しました。たくさんの人たちがかけがえのない命を失い、傷つき、愛する人を失いました。つらく、困難な日々の中で、私たちに希望をもたらしたもの、それは人と人の絆、日本中から寄せられた助け合いの心でありました。今、また私たちは大きな困難に直面しています。しかし、私たちはみんなで共に力を合わせれば、再び希望を持って前に進んでいくことができる。ウイルスとの闘いに打ち勝ち、この緊急事態という試練も必ずや乗り越えることができる。そう確信しています。

私からは以上であります。

日本のパンデミックは人災!
コロナ感染大爆発の全内幕

2020年7月22日　第1刷発行

著者
コロナ問題特別取材班

発行人
蓮見清一

発行所
株式会社宝島社
〒102-8388 東京都千代田区一番町25番地
電話　**(営業) 03-3234-4621**
(編集) 03-3239-0646
https://tkj.jp

印刷・製本
サンケイ総合印刷株式会社

design
HOLON

ISBN978-4-299-00768-1